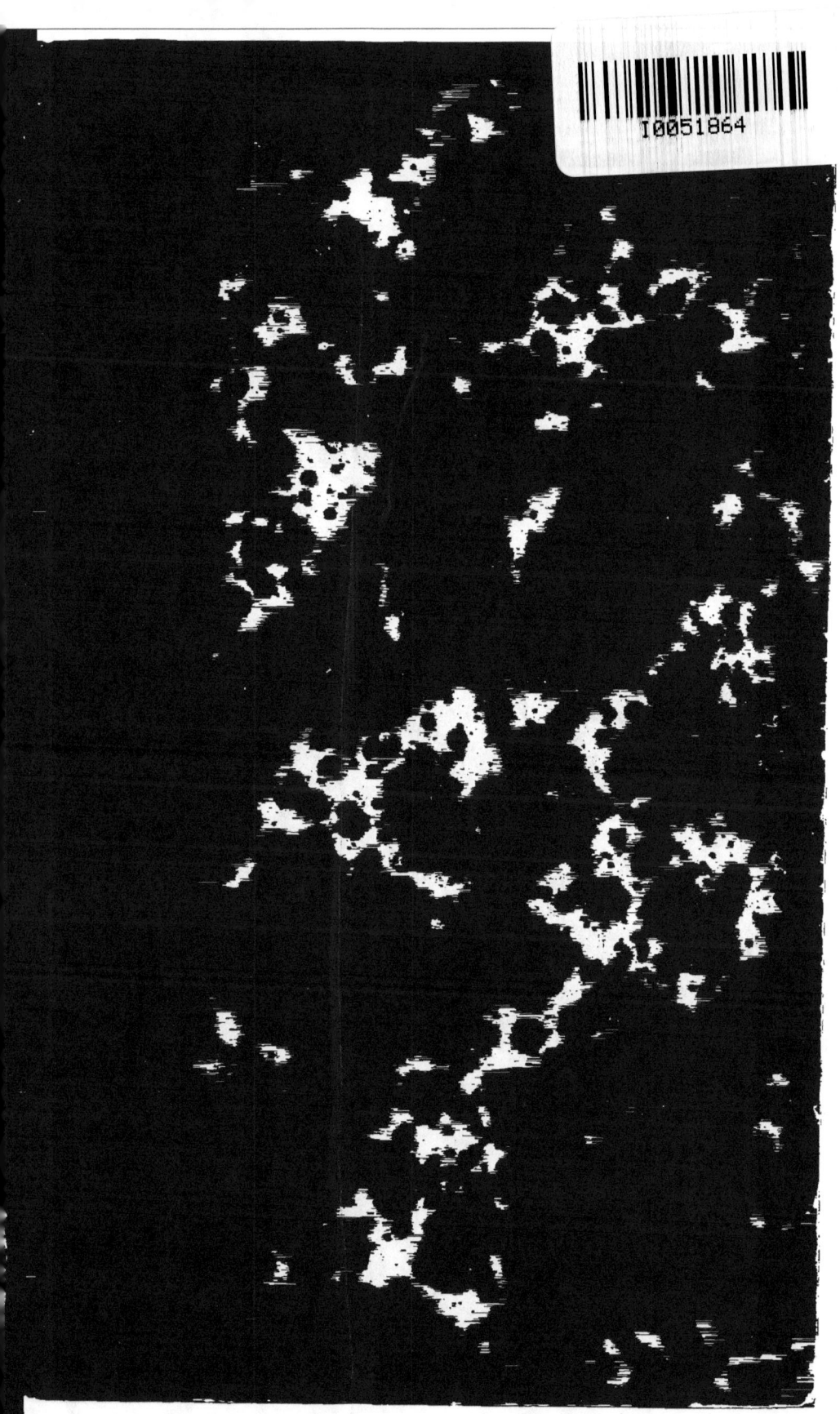

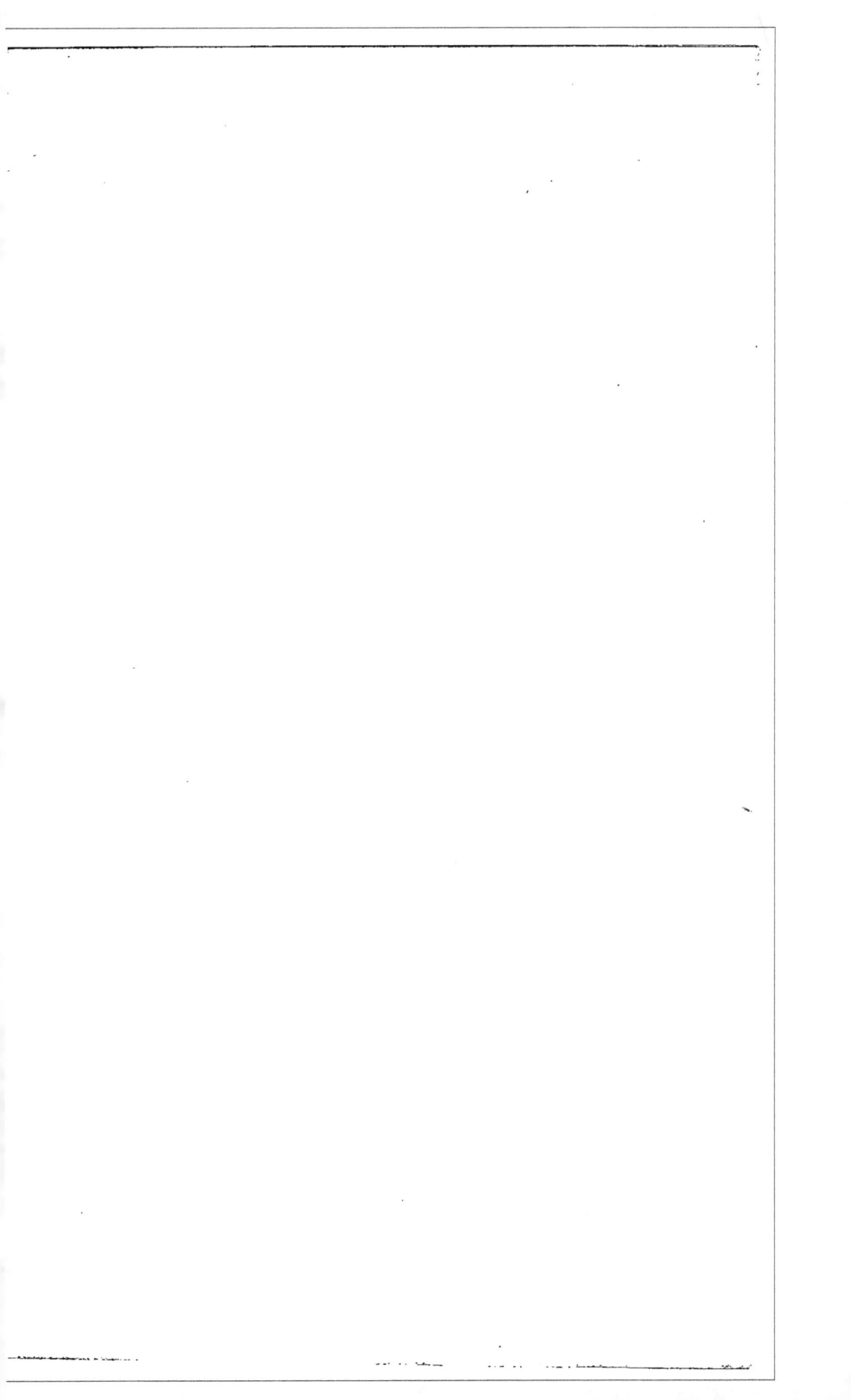

Tc 150
8

T. 2495.
F. 6.

EXAMEN

DES

PRINCIPES DE L'ADMINISTRATION

EN MATIÈRE SANITAIRE.

Nota. Comme presque tous les documents authentiques sur lesquels je m'appuie dans ma réponse pour réfuter les assertions de M. de Boisbertrand sont inédits, et que j'en suis seul possesseur, j'ai l'honneur de prévenir MM. les Membres de la Chambre des Pairs et de la Chambre des Députés, qui désireraient en prendre connaissance, que je me ferai un devoir de les leur communiquer.

IMPRIMERIE DE FIRMIN DIDOT,

IMPRIMEUR DU ROI, RUE JACOB, n° 24.

EXAMEN

DES

PRINCIPES DE L'ADMINISTRATION

EN MATIÈRE SANITAIRE,

OU

RÉPONSE

AU DISCOURS PRONONCÉ A LA CHAMBRE DES DÉPUTÉS, LE 31 MAI 1826, PAR M. DE BOISBERTRAND, DIRECTEUR DE L'ADMINISTRATION GÉNÉRALE DES ÉTABLISSEMENTS D'UTILITÉ PUBLIQUE;

PAR N. CHERVIN,

DOCTEUR EN MÉDECINE DE LA FACULTÉ DE PARIS; MEMBRE HONORAIRE DE LA SOCIÉTÉ LINNÉENNE DE LA MÊME VILLE ET DE LA SOCIÉTÉ DE MÉDECINE DU MARYLAND; MEMBRE CORRESPONDANT DES SOCIÉTÉS DE MÉDECINE DE MARSEILLE, DE LYON, DE LA CAROLINE DU SUD, DE LA NOUVELLE-ORLÉANS, ETC., ETC.

Non verbis, sed factis.

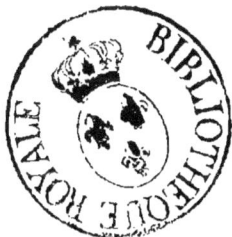

A PARIS,

CHEZ
FIRMIN DIDOT, rue Jacob, n° 24;
GABON et COMPᶦᵉ, rue de l'École de Médecine, n° 10;
BALLIÈRE, même rue, n° 13 *bis*;
BÉCHET JEUNE, place *idem*, n° 4;
A. EYMERY, FRUGER et COMPᶦᵉ, rue Mazarine, n° 30;
Et chez les Marchands de nouveautés au Palais-Royal.

JUILLET—1827.

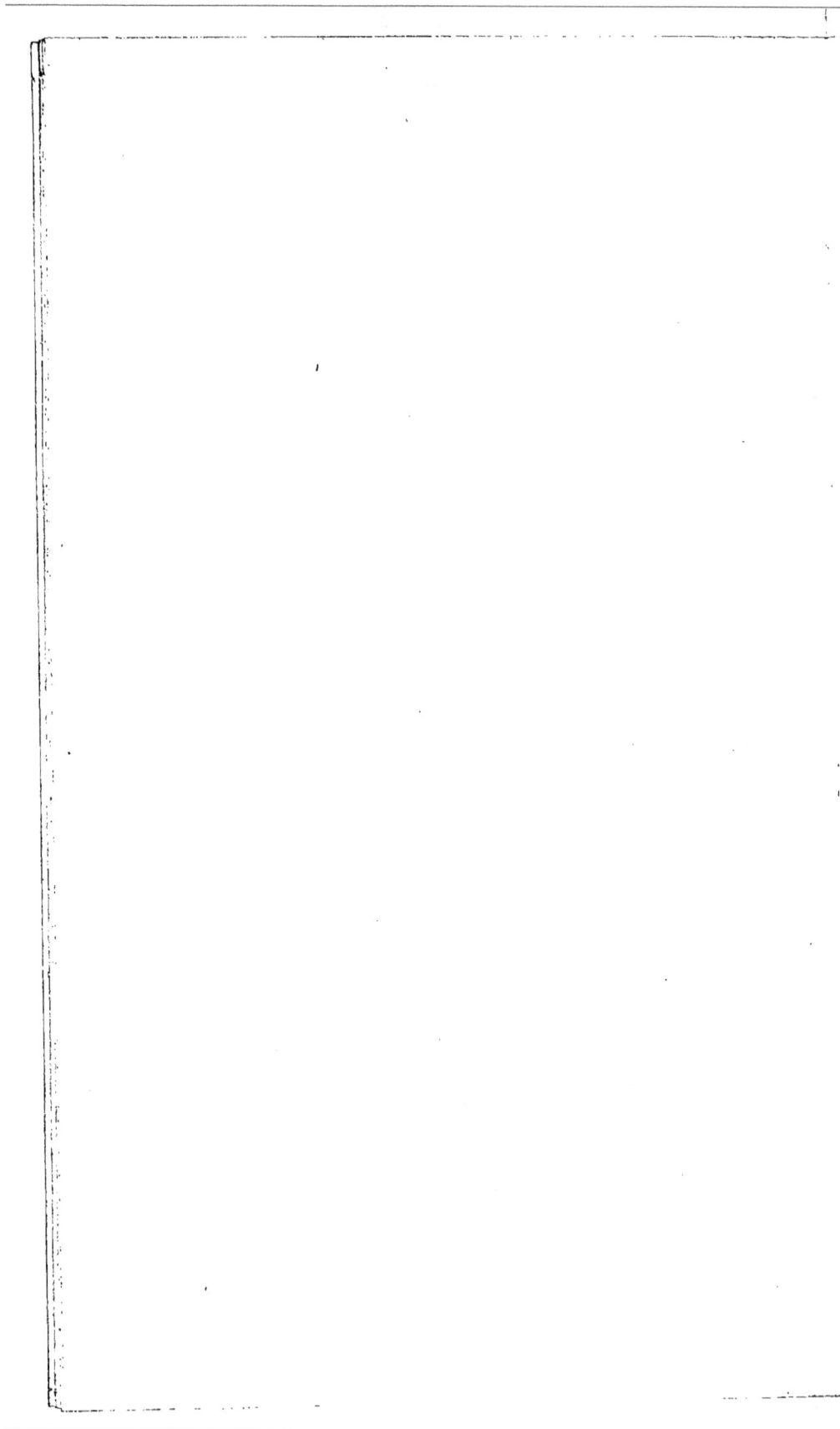

DISCOURS PRÉLIMINAIRE.

Occupé de la rédaction d'un ouvrage fort étendu (1), qui aura pour objet de faire décider le grand problème de la contagion ou de la non contagion de la fièvre jaune, je n'avais nullement l'intention d'aborder cet important sujet dans une brochure. Je suis convaincu que ce n'est point par des écrits de ce genre que l'on peut arriver à la solution définitive d'une question aussi grave, aussi ardue que celle dont il s'agit. Mais un honorable Député ayant fait entendre du haut de la tribune nationale des assertions complètement erronées, et le danger de l'erreur étant proportionné à l'élévation de la source d'où elle découle, j'ai cru devoir détruire l'impression qu'un pareil discours a pu faire sur l'esprit de la Chambre et de la France entière.

Il m'a paru d'autant plus urgent de signaler les erreurs dans lesquelles est tombé M. de Boisbertrand, en parlant de la fièvre jaune, que, placé à la tête du service sanitaire du royaume, il est pour ainsi dire le centre au-

---

(1) Cet ouvrage formera quatre volumes grand in-8°, d'environ 600 pages chacun, et contiendra le résumé de plus de 800 documents authentiques inédits, que j'ai recueillis pendant dix années de voyages, de recherches, d'expériences et d'observations faites sur les principaux points du globe où la fièvre jaune a régné.

tour duquel viennent se grouper tous les renseignements qui arrivent à l'administration sur la contagion ou la non contagion de cette maladie, et que pour cette raison on a pu le croire bien informé, en traitant une pareille question. Toutefois l'examen franc et impartial que je vais faire du discours de M. le Commissaire du Roi, avec tous les égards dus à son double caractère de Député et d'Administrateur, fera voir qu'il n'est point aussi versé dans cette matière qu'on a pu le penser, et qu'il l'a peut-être cru lui-même. Cet examen prouvera en même temps jusqu'à quel point la religion du Gouvernement et des Chambres a été surprise au sujet de notre loi sanitaire du 3 mars 1822.

Ce ne sera point par de simples allégations que je combattrai les assertions de M. de Boisbertrand, mais par des faits d'une évidence palpable, d'une authenticité qu'on ne saurait contester; et tout en me renfermant dans les limites que cet honorable Député m'a lui-même tracées, je ferai voir sur quels fondements ruineux repose la doctrine dont il prend si vivement la défense. Tel est le sort de la vérité, que les obstacles qu'on lui oppose servent souvent à accélérer son triomphe; et tel sera, je n'en doute pas, l'effet inévitable du plaidoyer de M. le Directeur-général en faveur du prétendu caractère contagieux de la fièvre jaune.

Peut-être trouvera-t-on ma réponse au discours de M. de Boisbertrand tardive. J'en conviens; et voici ma raison : Son Excellence le Ministre de l'Intérieur ayant, par une lettre datée du 20 mai 1826, chargé l'Académie royale de Médecine de lui faire un rapport sur les documents que j'ai recueillis, concernant la fièvre jaune et les mesures sanitaires, je crus qu'il convenait que le rapport de ce Corps savant eût la priorité sur ma réponse. Mais comme il est aujourd'hui certain que ce rapport ne paraîtra point, du moins tel qu'il a d'abord été lu à l'Académie, et qu'il ne sera imprimé qu'après avoir subi d'étranges mutilations, rien ne me retient plus; je livre au jugement du public un travail que je regrette vivement de ne pas lui avoir fait connaître plus tôt.

Mais avant de répondre au discours de M. le Commissaire du Roi, je crois devoir exposer ce qui s'est passé au sujet de ce rapport. Je prendrai même les choses d'un peu plus haut, et je ferai voir par ce moyen que, si l'on a dépensé en France, depuis cinq ans, six à sept millions de francs en construction de lazarets inutiles, ce n'a certes pas été ma faute.

Après avoir voyagé pendant huit années consécutives dans différentes parties de l'Amérique, je revins en France vers la fin de 1822, et j'appris que le Gouvernement avait ordonné depuis peu la formation d'un grand nombre d'établissements sanitaires très-dispendieux, dans la vue de nous garantir de la fièvre jaune. Convaincu de l'inutilité de pareilles constructions, j'engageai un honorable Député des départements à demander l'ajournement de ces travaux à la Chambre élective dans la session de 1823; et, avant de partir pour l'Espagne, je lui fournis tous les renseignements nécessaires pour développer sa proposition que devaient appuyer plusieurs orateurs distingués. Malheureusement, et par des causes tout-à-fait indépendantes de sa volonté, ce Député ne put remplir la mission dont il avait bien voulu se charger, et l'administration donna suite aux travaux projetés.

A mon retour d'Espagne, en 1825, je m'empressai d'adresser une pétition à la Chambre des Députés pour demander la suspension de ces mêmes travaux; mais cette pétition ayant été remise trop tard, elle ne devint point l'objet d'un rapport cette année-là.

Je la fis présenter de nouveau à la même Chambre, dès l'ouverture de la session de 1826. Cette pétition, je le dis à regret, courut de *grands dangers* avant d'être

portée à la connaissance de cette assemblée ; mais, graces
à la délicatesse et à la fermeté du rapporteur, M. le comte
de Caumont, elle y parvint, et fut accueillie très-favorable-
ment par la Chambre, qui, le 11 mars, la renvoya, sans
la moindre opposition, à M. le Ministre de l'Intérieur, en
invitant Son Excellence à faire examiner avec soin les nombreuses pièces authentiques dont elle était appuyée.

Le 5 avril suivant, n'ayant reçu aucune communication ministérielle relativement à l'examen demandé de ces
pièces, j'écrivis à M. le comte de Corbière pour le prier
de vouloir bien créer une Commission spéciale *pour examiner les nombreux documents que je possède, afin de
s'assurer s'ils sont de nature à motiver l'ajournement de
la construction des lazarets destinés à nous préserver de
la fièvre jaune.* Je demandai en outre que l'on fît entrer
dans cette Commission des Pairs de France, des membres
de la Chambre des Députés, du Conseil d'état, ainsi que
des membres des Académies royales des Sciences et de
Médecine.

Le 5 mai 1826, M. le Ministre de l'Intérieur me fit
écrire officiellement par M. le directeur-général de Boisbertrand, qu'*il ne lui était pas possible de créer une
Commission spéciale telle que je la demandais, lorsqu'il
existait une autorité légalement investie du droit de juger
les questions dans lesquelles la santé publique est inté-
ressée.* « Cette autorité, ajoutait-il, est l'Académie royale
« de Médecine, qui présente toutes les garanties que vous
« pourriez attendre d'une Commission spéciale, puisque
« elle est en réalité la réunion des médecins les plus
« éclairés. » D'après cela, il m'invitait à soumettre au
jugement de ce Corps savant les documents que j'ai recueillis sur la fièvre jaune. J'avoue que je ne partageais
pas entièrement l'opinion de Son Excellence sur les garanties que devait me présenter l'Académie royale de
Médecine. A la vérité, je ne doutais point de ses lumiè-

res, mais bien de son indépendance et de son impartialité. Je fis même part de mes craintes sur ce sujet à plusieurs de ses membres, et l'expérience a prouvé qu'elles n'étaient malheureusement que trop fondées, ainsi que nous le verrons bientôt.

Le 9 mai, je répondis à M. de Boisbertrand que j'acceptais sa proposition. Je le priai en conséquence d'avoir la bonté d'inviter l'Académie royale de Médecine à vouloir bien examiner les documents que j'aurais l'honneur de lui soumettre, *pour s'assurer*, disais-je, *s'ils sont de nature à motiver l'ajournement que j'ai demandé dans ma pétition à la Chambre des Députés, de la formation des divers établissements sanitaires projetés, d'après la loi du 3 mars 1822, dans la vue de nous préserver de la fièvre jaune.* Je dois faire remarquer que ce qui se trouve ici souligné l'était également dans ma lettre.

Le 20 du même mois, M. de Boisbertrand me fit l'honneur de m'écrire pour m'annoncer que, d'après ma demande, *il venait d'inviter l'Académie royale de Médecine à désigner une Commission* spéciale *pour prendre connaissance des nombreux documents que j'ai recueillis sur la fièvre jaune et* SUR LES MESURES SANITAIRES.

Désirant savoir si la lettre ministérielle transmettait exactement ma demande à l'Académie, je me rendis, le 23 mai, auprès de M. le Secrétaire perpétuel de cette société, et je le priai de vouloir bien me donner communication de cette dépêche. Il s'y refusa en me disant que je pourrais, si je le voulais, en entendre la lecture, le 6 juin suivant, à la séance générale de l'Académie.

J'allai en effet à cette séance avec le double objet d'entendre lire la lettre ministérielle qui me concernait, et de faire en même temps à ce Corps savant une communication qui avait principalement pour but de l'informer que la presque totalité des documents que je possède sur la fièvre jaune étant écrits en anglais ou en

espagnol, il fallait nécessairement que les membres de
la Commission qui serait chargée de les examiner fussent
versés dans la connaissance de l'une ou de l'autre de ces
langues. Mais l'Académie refusa de m'entendre, bien que
son président, appuyé sur divers précédents très-connus,
m'eût assuré plusieurs fois que je pouvais lire moi-même
la note dont je désirais donner connaissance à cette société : on invoqua contre moi un article du réglement
qu'on n'avait pas craint de violer maintes fois pour d'autres ; circonstance qui a rendu le travail de la Commission infiniment plus long et plus difficile qu'il ne l'eût
été, si l'on eût daigné prendre ma demande en considération (1).

La lettre ministérielle du 20 mai, qui me concernait,
ayant ensuite été lue, M. le Président fit observer à l'Académie que, d'après son contenu, il ne s'agissait point
d'examiner les documents recueillis par le docteur Chervin pour prononcer définitivement si la fièvre jaune est
ou n'est pas contagieuse, mais seulement pour *décider
s'ils sont suffisants pour motiver l'ajournement des établissements sanitaires, dont la formation a été autorisée
par la loi du 3 mars* 1822. (Voyez *le Globe* du 12 juin
1826.) Notez bien que cette lettre ayant été, suivant
l'usage, lue et commentée dans le Conseil d'administration de l'Académie avant la séance, M. le Président ne
fut autre chose dans celle-ci que l'organe de ce même
Conseil, qui se compose de douze personnes.

---

(1) Quelques membres ayant fait connaître le sujet de la communication que je me proposais de faire à l'Académie et la nécessité d'y avoir égard, M. le baron Larrey soutint que *tous* les
membres sont *censés* connaître *toutes* les langues, puisque rien
n'est plus facile que d'avoir des interprètes. D'après cela, il
demanda qu'il fût procédé de suite à la nomination de la Commission. (Voyez la *Gazette de santé* du 15 juin 1826.)

Une Commission spéciale, formée de neuf membres titulaires de l'Académie (1), ayant été nommée dans cette séance pour examiner mes documents, se réunit pour la première fois le 20 juin 1826. Elle commença, dans cette première réunion, par prendre connaissance de la lettre ministérielle en vertu de laquelle elle avait été créée. Cette lettre fut d'abord lue à haute et intelligible voix par M. Orfila, et ensuite examinée et méditée par chaque membre de la Commission en particulier; et tous, sans une seule exception, déclarèrent en ma présence que, suivant cette lettre, ils n'avaient à s'occuper que de la question de savoir si, d'après les faits contenus dans les documents recueillis par le docteur Chervin, il y avait lieu de continuer ou de suspendre la construction des lazarets projetés. Il ne peut donc y avoir *ni erreur ni méprise* sur la position de la question, même en ne s'appuyant que sur la lettre ministérielle du 20 mai; lettre que je rapporterais ici textuellement, si M. le Secrétaire perpétuel de l'Académie royale de Médecine ne m'en eût refusé une copie. Heureusement je puis y suppléer par le passage suivant d'une lettre que M. de Boisbertrand me fit l'honneur de m'écrire au nom de M. le Ministre de l'Intérieur, le 24 juillet 1826. « J'ai demandé, me « disait-il dans cette lettre, que la Commission, chargée « de l'examen des documents que vous avez bien voulu « me communiquer, *ne s'occupât d'aucune question étran-* « *gère à celle* QUE VOUS AVEZ VOUS-MÊME POSÉE. » Or, nous avons vu (p. v.) dans quels termes la question avait été *posée* par moi dans ma lettre à M. le Directeur général, en date du 9 mai 1826.

---

(1) Ce furent MM. Antoine Dubois, Double, Coutanceau, Husson, Laubert, Orfila, Renauldin, Thillaye aîné et Vauquelin. La Commission se choisit M. Dubois pour président et M. Coutanceau pour rapporteur.

Après ces préliminaires, la Commission s'informa du nombre et de la nature des documents que je me proposais de soumettre à son examen. Elle fut effrayée, lorsque je lui dis que ces documents s'élevaient à plus de 800, et qu'ils étaient presque tous écrits en langues étrangères. Elle crut, d'après cela, ne pouvoir s'acquitter de la tâche qui lui était imposée qu'en associant à ses travaux un certain nombre de MM. les Membres adjoints de l'Académie. Neuf d'entr'eux furent donc choisis parmi ceux qui sont versés dans la connaissance des langues anglaise et espagnole ; et presque tous, je dois le dire, ont travaillé pour la Commission avec un zèle et une exactitude dignes des plus grands éloges (1). Malgré cela, ce n'est qu'au bout de onze mois que le rapport sur mes documents a été terminé. La Commission en a alors entendu la lecture ; et, pendant trois séances consécutives, chaque point, chaque passage et chaque proposition de ce rapport ont été examinés avec le plus grand soin, non seulement par les membres titulaires et primitifs de la Commission, mais aussi par les membres adjoints qu'elle avait été obligée de s'associer. Le rapport dont il s'agit est donc en réalité l'ouvrage *de dix-huit médecins*, qui ont déclaré *à l'unanimité*, après une ample connaissance du sujet et les plus mûres délibérations, que les nombreux documents authentiques soumis à leur examen par le docteur Chervin sont de nature à faire suspendre la formation des lazarets projetés. Aussi la Commission résolut-elle de demander à l'Académie que MM. les Membres adjoints qui ont participé si efficacement à ses travaux fussent admis à signer le rapport.

---

(1) Ce sont MM. Paul Dubois, Bricheteau, Éméry, Louis, Macartan, Miquel, Rayer, Réveillé-Parise et Villermé.

Le 15 mai, l'Académie se réunit en séance extraordinaire pour entendre la lecture du travail de sa commission sur mes documents. Cette lecture, qui dura plus de deux heures, produisit la plus vive sensation. M. le professeur Désormeaux ayant ensuite demandé que le rapport fût imprimé avant la discussion, l'impression en fut ordonnée sur-le-champ à la presque unanimité, malgré la vive opposition de M. le docteur Pariset.

Deux jours après, c'est-à-dire le 17, le conseil d'administration de l'Académie fut convoqué extraordinairement, et fit ajourner l'impression du rapport de M. Coutanceau, sous prétexte que MM. les membres de la Commission médicale envoyée à Barcelone s'y trouvaient gravement inculpés, et qu'il était dans les *convenances* de leur donner le temps d'y joindre une réfutation. Ce qui s'est passé depuis lors nous met à même d'apprécier ce motif à sa juste valeur. Cette condescendance du conseil d'administration de l'Académie fut d'abord fortement improuvée par la plupart des membres influents de cette société, qui ne virent pas sans déplaisir la manière dont on avait violé une de leurs décisions les plus solennelles. Leur mécontentement fut encore accru par la convocation qui leur fut faite pour venir entendre le 5 juin suivant, à la séance générale de l'Académie, *la réponse de M. Pariset au rapport sur les documents du docteur Chervin.* C'est, en effet, une chose bien extraordinaire que de voir M. le Secrétaire perpétuel de cette société faire convoquer en quelque sorte une assemblée générale, tout exprès pour venir l'entendre sur un rapport qui n'est point encore en discussion, violant ainsi tous les usages et toutes les formes académiques : aussi beaucoup de membres de l'Académie soutenaient-ils que M. Pariset ne saurait avoir la parole avant l'impression du rapport, et qu'on ne lui permettrait point de contrevenir d'une manière aussi inconvenante à leur réglement.

D'un autre côté, les journaux politiques s'élevèrent aussi avec beaucoup de force contre l'ajournement prononcé par le conseil d'administration de l'Académie (1). Ils ne le regardèrent que comme un moyen dilatoire pour empêcher que le savant et véridique rapport de la Commission ne vînt éclairer les Chambres avant l'adoption du budget; et le conseil de l'Académie ne leur parut, dans cette circonstance, qu'un docile instrument du pouvoir. Cette opinion semble en effet justifiée par le discours que M. le Ministre de l'Intérieur a prononcé à la Chambre des Députés, le 21 mai dernier, pour demander que, contre la proposition de M. Bacot de Romand, appuyée par M. Hyde de Neuville, l'allocation de quatre cent mille francs destinée aux établissements sanitaires en construction fût maintenue, attendu, dit S. Exc., que « dans le cas que nous serions assez heureux pour que « nos lazarets ne nous servent plus contre la fièvre jaune, « ils nous seraient fort utiles pour nous préserver du « *cholera-morbus*. » (*Moniteur* du 23 mai 1827.)

Quant à la docilité du Conseil de l'Académie aux volontés du Ministère, elle est assez prouvée par ses actes. Son président, M. le baron Dubois, m'a d'ailleurs fait connaître toute l'étendue de sa soumission personnelle à ces mêmes volontés, dans une conversation que j'eus avec lui le mercredi 23 mai dernier. Il paraîtrait qu'il avait puisé les motifs de cette soumission dans une lettre ministérielle qui avait été lue, le jour précédent, dans le conseil d'administration de l'Académie. Cette lettre est, assure-t-on, conçue dans des termes si peu mesurés et

---

(1) Voyez entre autres le *Journal du Commerce* du 3 juin, le *Constitutionnel* et le *Courrier* du 5 du même mois. Voyez également les *Archives* et quelques autres Journaux de médecine de cette époque.

si peu obligeants, soit pour la Commission qui a fait le rapport sur mes documents, soit pour l'Académie qui en a voté l'impression, que le Conseil jugea convenable de n'en donner aucune communication à l'Académie dans sa *mémorable* séance du 5 juin : on préféra employer d'autres moyens pour disposer l'assemblée à entendre M. Pariset.

On fit, à ce qu'on prétend, plusieurs jours à l'avance, nombre de démarches auprès de la plupart des membres de ce corps savant, pour les rendre favorables à M. le Secrétaire perpétuel. On leur représenta surtout que, si l'on n'accordait point la parole à leur collègue, ils ne seraient bientôt plus que *des ex-académiciens;* et l'on assure que cet argument fit un effet merveilleux sur leur esprit.

Pendant que l'on opérait ainsi sur les individus, M. le professeur Adelon préparait de son côté un discours habilement conçu, pour agir sur l'Académie tout entière. Il prit donc la parole au nom du conseil d'administration, dans la séance du 5 juin, et supplia humblement l'Académie de lui accorder un *bill d'indemnité* pour avoir fait ajourner, contre sa décision formelle, l'impression du rapport de M. le docteur Coutanceau. L'orateur du Conseil chercha surtout à faire excuser cette étrange mesure, en parlant longuement des égards dus aux médecins qui allèrent à Barcelone ; qui furent, dit-il, désignés par l'Académie elle-même, et qui siégent encore dans son sein, etc., etc..... Il ajouta qu'en leur opposant une fin de non-recevoir, l'Académie ne ferait *aucun sacrifice* pour ces médecins leurs collègues, ne leur tiendrait aucun compte de leur dévouement et de leur zèle, etc., etc......

M. le professeur Adelon invoqua encore, en faveur de la mesure prise par le conseil d'administration, l'article 68 du réglement de l'Académie; mais le malheur veut que cet article ne s'applique nullement à l'espèce (1).

L'orateur du Conseil pria enfin l'Académie de vouloir bien accorder la parole à M. le docteur Pariset, et entendre sa réponse au rapport de la Commission, bien que ce rapport ne fût point imprimé et que la discussion ne fût point ouverte sur ce sujet. M. Adelon se montra si humble, si touchant, si pathétique dans ce long et habile plaidoyer, qu'il n'y eut dans toute l'assemblée que M. le baron Desgenettes qui éleva la voix contre la double violation et de leur décision et de leur réglement; tous les autres membres de ce corps savant, qui huit jours auparavant assuraient que M. Pariset ne serait point entendu, gardèrent le silence. Admirable effet de la mielleuse éloquence de M. Adelon, et peut-être aussi des démarches préparatoires!

M. Pariset lut donc, en réponse au rapport de la Commission, un long et brillant plaidoyer qui renferme en même temps beaucoup de belles phrases, une foule de graves erreurs, et n'est malheureusement pas exempt de personnalités. L'orateur a même été si loin sur ce dernier point, que, tout en vantant la *noblesse* et la *modération* de sa défense, son grand apologiste du *Globe* convient « qu'il (M. Pariset) aurait bien fait de s'abstenir de l'ac- « cusation de mauvaise foi portée *sans ménagement* contre « un des plus célèbres partisans de la non contagion. « Cette accusation fût-elle fondée, ajoute-t-il, était au « moins maladroite dans une telle circonstance. » (*Globe* du 12 juin 1827.)

On conviendra que quand un homme aussi habile à

---

(1) Il est ainsi conçu : *Il* (le Conseil d'Administration) *prend provisoirement, et dans les cas urgents, les mesures que les circonstances exigent.*

manier la parole que M. le Secrétaire perpétuel de l'Académie en est réduit à se servir de pareilles armes, dans
une discussion purement scientifique, il faut qu'il dé-
fende évidemment une cause bien mauvaise et bien dé-
sespérée. En effet, pour peu que la raison fût de son
côté, son adroite et flexible éloquence lui fournirait mille
moyens de se tirer d'affaire sans blesser les convenances,
ainsi qu'il l'a fait en pleine Académie le 5 juin, et surtout
dans son *Histoire médicale*, où malheureusement les accusations d'*imposture*, de *fraude*, de *mensonge* et de *mauvaise foi* (1), ne sont point épargnées à ceux qui ont le
malheur de ne pas partager les opinions de M. Pariset.

A la fin de la séance du 5 juin, M. le docteur Coutanceau demanda lui-même que le discours de M. le Secrétaire perpétuel fût imprimé en même temps que le rapport de la Commission dont il a été l'organe, et l'Académie fit droit à sa demande.

Les choses en étaient là, et chacun pensait que le
rapport de la Commission allait enfin être imprimé, lorsque, le mardi 12 juin, une nouvelle lettre ministérielle,
datée du 9 du même mois, fut communiquée au Conseil
d'administration de l'Académie. L'autorité déclare positivement, dans cette lettre, qu'elle n'a point demandé à
ce corps savant d'examiner les documents recueillis par
le docteur Chervin pour savoir s'il y a lieu de suspendre
ou non la construction des lazarets projetés, mais seulement pour connaître en quoi consistent ces mêmes
documents, et jusqu'à quel point ils pourraient tendre
à prouver que la fièvre jaune n'est pas contagieuse.

En conséquence, M. le Ministre de l'Intérieur demande, par l'organe de M. de Boisbertrand, que l'Académie ne s'occupe point, dans son rapport, de la question

---

(1) Voyez entre autres les pages 137, 126, 501 et 42.

b

des lazarets. Son Excellence exprime même le désir que l'impression du rapport de la Commission, ainsi que celle de la réponse de M. Pariset, soit ajournée indéfiniment, jusqu'à ce que l'Académie ait pu acquérir de nouvelles lumières en faisant dorénavant de la contagion de la fièvre jaune le sujet de ses recherches et de ses méditations. M. de Corbière pense que cette marche serait du moins plus digne de l'Académie que celle qu'elle a suivie dans son rapport sur mes documents.

Après la lecture de cette longue lettre, où l'on a mis beaucoup d'art, le Conseil d'administration fit convoquer la Commission d'examen pour qu'elle prît elle-même connaissance de la dépêche ministérielle qui la concernait. Elle se réunit en effet, le 15 juin, sous la présidence de M. le baron Portal, président d'honneur de l'Académie et de ses Commissions, mais qui, pour le dire en passant, se présentait à celle-ci pour la première fois; ce qui semble annoncer qu'il s'agissait d'une grande affaire (1). Après avoir entendu la lecture de cette lettre, plusieurs membres furent d'avis qu'il était de leur honneur et de la dignité de la Commission de prouver à l'Académie, qui les avait chargés de l'examen de mes documents, qu'ils n'étaient point sortis de leur mandat en s'occupant, dans leur rapport, de la question des lazarets, attendu que cette question est la *seule* et *unique* qui ait été adressée à ce sujet à l'Académie par le ministère. Cette proposition fut, dit-on, vivement combattue par quelques membres de la Commission, et surtout par MM. Dubois

---

(1) On pense généralement que M. le baron Portal a eu pour but, en honorant ce jour-là la Commission de sa présidence, de donner plus de solennité à cette réunion, et surtout de rendre M. le Président ordinaire à la discussion, et de prêter par ce moyen un nouvel appui au ministère.

père et fils (1) : malgré cela, elle fut adoptée, et l'on désigna un Comité composé de MM. Double, Husson et Coutanceau, pour faire un rapport sur la position de la question d'après les diverses lettres ministérielles relatives à cet objet.

Le lundi, 18 juin, ce rapport, dont la rédaction avait été confiée à M. Double, fut lu à la Commission et adopté par elle. Mais, tout en prouvant qu'il n'y avait eu ni *ignorance* ni *légèreté* de sa part dans l'interprétation de la lettre ministérielle par laquelle l'Académie s'est trouvée investie de l'examen de mes documents, et que si quelqu'un s'était trompé dans cette affaire, c'était à coup sûr l'autorité, la Commission consentit à faire disparaître les conclusions de son rapport, ainsi que le ministère le demandait, condescendance qui ne peut manquer de faire époque dans les annales de l'Académie.

Le mardi, 19 juin, l'Académie se réunit en séance extraordinaire pour entendre la lecture de divers rapports ; et l'on assure que l'on ne devait faire, dans cette réunion, aucune mention du travail de M. Double sur la position de la question. Avant la séance, le Conseil d'administration eut connaissance de ce travail, et ses membres les plus dévoués au ministère s'opposèrent, dit-on, très-fortement à ce qu'il fût lu à l'Académie. Néanmoins MM. Husson et Coutanceau, qui font partie de ce Conseil, l'emportèrent : il fut décidé que le rapport de M. Double serait lu à la séance, mais qu'on ne le publierait point; autre condescendance de la Commis-

---

(1) Ce fait étonne d'autant plus, que M. Antoine Dubois, malgré ses grandes occupations, a présidé à l'examen de mes documents avec un zèle et une assiduité qui ne se sont jamais démentis, et que son fils, M. Paul Dubois, est de tous les membres de la Commission celui qui a le plus travaillé, celui qui a traduit et analysé le plus grand nombre de documents.

b.

sion pour l'autorité. Présent à cette séance, je vais en parler d'après ce que j'ai vu et entendu.

M. Pariset ayant donné lecture du procès-verbal de la *mémorable* séance du 5 juin, la rédaction de cette pièce devint le sujet de plusieurs réclamations. M. Desgenettes se plaint, entre autres, de la manière plus que laconique dont M. le Secrétaire perpétuel a parlé du discours *conciliateur* de M. Adelon; discours, ajoute l'honorable membre, qui a pourtant eu un si grand résultat, puisqu'il a déterminé l'Académie à accorder la parole à son secrétaire, lorsque le réglement s'opposait formellement à ce qu'il l'obtînt. D'autres membres signalent aussi de graves erreurs, dont ils demandent la rectification; ce qui prouve, au moins, que M. Pariset rédige ses procès-verbaux avec *un soin tout particulier!*

M. Pariset donne ensuite lecture de la lettre ministérielle du 9 juin; après quoi, M. Double lit le rapport qu'il a fait sur la position de la question au nom de la Commission qui a été chargée de l'examen de mes documents. M. le Rapporteur prouve jusqu'à la démonstration, au moyen d'un résumé fort bien fait de diverses lettres ministérielles, que l'Académie a été chargée d'examiner les documents que je possède pour s'assurer s'ils sont de nature à motiver l'ajournement de la formation des établissements sanitaires projetés, et *rien de plus.* Après avoir établi ce fait sur des bases inébranlables par des pièces positives et une argumentation serrée, M. Double propose à l'Académie de supprimer, conformément aux vœux de M. le Ministre de l'Intérieur, les conclusions du rapport qui sont relatives à l'ajournement de la construction des lazarets. M. Coutanceau prend la parole, et dit que la suppression que propose la Commission par l'organe de M. Double *n'est que très-peu de chose;* qu'elle consiste à retrancher *seulement* une douzaine de lignes du rapport. Pour faire mieux sentir *le peu d'importance* de ce retranchement, M. Coutanceau lit les conclusions qui doivent rester et celles qu'on propose de supprimer. Elles sont ainsi conçues : « Après « avoir pris connaissance de tous les documents qui lui « ont été soumis par M. Chervin ; après les avoir lus, ana-« lysés et discutés un à un, pièce à pièce, la Commission « pense qu'ils méritent l'attention la plus sérieuse, et qu'ils « peuvent influer puissamment sur la solution négative « de la question de la contagion de la fièvre jaune, telle « au moins que cette question a été entendue et discutée « jusqu'à ce jour. En un mot, la Commission est d'avis, « pour rentrer dans les termes mêmes de la demande « relatée dans la lettre de Son Excellence, que les docu-« ments recueillis par M. Chervin sont de nature *à mo-« tiver l'ajournement qu'il a demandé dans sa pétition à « la Chambre des Députés de la formation des établisse-« ments sanitaires projetés, d'après la loi du 3 mars 1822, « pour mettre la France à l'abri de la contagion de la « fièvre jaune.* »

La proposition de supprimer les conclusions du rapport de la Commission, qui sont relatives aux lazarets, fut fortement appuyée par M. le professeur Adelon, qui prit plusieurs fois la parole sur ce sujet, toujours avec le même zèle, toujours avec la même ardeur, et toujours dans le même sens. M. Louyer-Villermay combattit au contraire cette proposition avec cette noble indépendance du vrai médecin que l'on retrouve avec d'autant plus de plaisir, qu'elle est plus rare par le temps où nous vivons. Cet honorable académicien soutint avec force qu'il était de la dignité de l'Académie de ne point revenir sur un jugement porté par sa Commission après l'examen le plus approfondi et les plus mûres délibérations. Il ajouta que si par hasard les conclusions du rapport s'étaient trouvées conformes aux vues de M. le Ministre de l'Intérieur, à coup sûr, Son Excellence n'en ferait pas au-

jourd'hui demander la suppression; mais que parce
qu'elles sont en opposition avec ces mêmes vues, l'autorité
veut les faire disparaître, sous le prétexte qu'on ne l'a
point entendue, qu'on ne l'a point comprise. M. le docteur Louyer-Villermay fit, à ce sujet, plusieurs autres
observations pleines de sens, de justesse et d'énergie, et
conclut en disant que l'Académie *doit donner des avis, et
non rendre des services.*

Je le dis à regret, un langage si noble, si vrai, et
pourtant si mesuré, ne fut point entendu de l'Académie :
tout le monde garda le silence, excepté M. le Président,
qui prit la parole pour dire à l'orateur qu'il s'écartait de
la question !!.... Ainsi la suppression des conclusions de-
mandée par le ministère fut votée sans autre opposition.
M. Louyer-Villermay demanda ensuite que le lumineux
rapport de M. Double sur la position de la question fût
imprimé avec celui de M. le docteur Coutanceau ; mais
cette proposition ne fut pas même mise en délibération.
Elle était cependant fort sage ; car puisque la minute de
la lettre ministérielle du 9 juin, dans laquelle les auteurs
du rapport sur mes documents sont implicitement taxés
d'ignorance et de légèreté, se trouve déposée au ministère de l'Intérieur, il était tout naturel que la pièce qui
repousse une pareille accusation vînt se placer à côté pour
servir de correctif ; mais il paraît que les parties inté-
ressées n'ont pas pensé de même (1).

Nous avons vu précédemment que les membres titu-

─────────────

(1) J'ai la satisfaction de pouvoir annoncer que si le travail
de M. Double n'est point publié avec celui de M. Coutanceau,
comme il aurait dû l'être, il paraîtra, du moins, dans le numéro
de juillet du *Journal général de médecine*, graces aux soins de
M. le docteur Gendrin, médecin aussi zélé pour les progrès de
la science que profondément instruit, et qui ne néglige rien de
tout ce qui peut contribuer à augmenter l'intérêt du Journal
qu'il rédige.

laires de la Commission chargée de l'examen de mes documents avaient résolu, dans une de leurs dernières séances, de prier l'Académie de vouloir bien admettre à signer leur rapport MM. les membres adjoints qui ont si puissamment coopéré à leurs travaux. A la fin de la séance du mardi 19 juin, M. le docteur Coutanceau en fit l'expresse demande à l'Académie au nom de la Commission dont il a été l'organe; mais sa proposition fut combattue par plusieurs membres, et surtout par M. Adelon, qui s'empressa d'invoquer l'article 25 du réglement, qui porte le maximum des Commissions à onze membres, dont un tiers au plus peut être des membres adjoints. On n'a pu s'empêcher d'admirer la flexibilité de l'éloquence et de la logique du savant professeur, qui, le 5 juin, fait un long discours pour prouver que l'Académie doit violer son réglement en faveur de M. Pariset, et invoque avec force, le 19 du même mois, ce même réglement contre les membres adjoints qui ont partagé les travaux de la Commission. Dans ce cas-ci, l'éloquence de M. Adelon a encore été couronnée de succès. On a rejeté la demande de M. Coutanceau; et dans la joie que lui a causée un pareil rejet, un membre s'est écrié : *Au moins, on ne dira plus que la Commission était composée de dix-huit médecins!* M. le docteur Kéraudren a même été jusqu'à s'opposer à ce que le nom des membres adjoints dont il s'agit fût mentionné dans le rapport. Cette fois-ci ses vœux n'ont point été exaucés, mais bien ceux de M. le baron Desgenettes, qui leur étaient diamétralement opposés. Tout cela prouve évidemment que la véritable cause de la non admission de MM. les membres adjoints à signer le rapport est autre que le respect pour le réglement. La justice veut que je dise, avant de terminer, que, dans toute cette affaire, M. Adelon a montré un zèle qui ne peut manquer d'avoir sa récompense.

L'exposé que je viens de faire pourrait fournir matière

à un grand nombre de remarques; mais, à raison du peu d'espace qui me reste, je me bornerai à quelques-unes seulement.

On a vu que la Commission a fait son rapport sur mes documents d'une manière libre et indépendante, hors de toute influence, et que l'Académie a agi absolument de même en ordonnant que ce rapport serait imprimé avant la discussion dont il doit être l'objet. Mais dès que les conclusions du travail de la Commission ont été connues au ministère de l'Intérieur, la marche des choses a changé. On a d'abord empêché que ce travail ne reçût la sanction de l'Académie avant la fin de la session, probablement parce qu'on a craint que les raisons que M. le Ministre de l'Intérieur a données à la Chambre des Députés pour prouver la nécessité de nos lazarets en construction, ne parussent pas convaincantes à la Chambre des Pairs, et que les quatre cent mille francs alloués pour ces établissements par la Chambre élective ne fussent refusés par la Chambre héréditaire.

Portant la prévoyance encore plus loin, on a craint qu'à la prochaine session ce rapport n'arrivât aux Chambres revêtu de l'approbation de l'Académie; et, pour prévenir le retranchement que, sous sa forme primitive, il devait nécessairement occasioner dans le budget, on a pris le bon moyen : on a demandé que les conclusions relatives aux lazarets fussent supprimées, et que l'Académie n'eût à s'occuper que de la question scientifique; ce qui, comme nous l'avons vu, a été accordé sur-le-champ. Ainsi, sans me consulter, sans prendre mon avis, sans attendre mon consentement, on a changé la question que j'avais moi-même posée, et l'on va faire servir mes documents à l'examen d'une question dans laquelle *je n'ai point voulu entrer*, comme le sait très-bien l'Académie (1).

---

(1) Lorsque cette société me refusa la parole dans sa séance

Si M. le Ministre de l'Intérieur ne voulait pas que les documents que j'ai recueillis fussent examinés pour savoir si, d'après les faits qu'ils renferment, il y a lieu de suspendre la construction des lazarets projetés, Son Excellence pouvait rejeter ma demande; elle en avait le droit, du moins vis-à-vis de moi : mais a-t-elle celui de venir, au bout d'un an, faire supprimer les conclusions d'un rapport qui a été fait d'après ses ordres, et à ma demande expresse, sur ces mêmes documents, et de changer la question d'après laquelle ces conclusions ont été prises? Je ne le pense pas; et j'en appelle, dans ce cas-ci, de M. de Corbière, ministre du roi, à M. de Corbière, jurisconsulte. Bien qu'il y ait inégalité de rang entre les parties contractantes, le droit reste le même ; il est invariable, aucun acte d'autorité ne saurait le changer, l'altérer, et encore moins le détruire.

---

générale du 6 juin 1826, M. le professeur Orfila, à qui j'avais communiqué la note que je me proposais de lire, voulut bien en faire connaître le contenu à ses collègues. « Il y a, dit-il, deux « questions distinctes dans le sujet qui nous occupe : la contagion « ou la non contagion de la fièvre jaune, la nécessité ou l'inu-« tilité des établissements sanitaires. M. Chervin NE VEUT PAS « ENTRER DANS LA PREMIÈRE DE CES QUESTIONS; *son but seulement* « *est de faire suspendre la formation des lazarets.* » (*Gazette de santé* du 15 juin 1826.)

D'après cela, n'y a-t-il pas évidemment abus de confiance et surprise dans la conduite que l'on tient à mon égard ? J'étais si opposé à ce que mes documents, tels que je les ai présentés, servissent à l'examen définitif de la question, qu'après avoir exposé longuement mes raisons, je disais, en m'adressant à M. le Président de l'Académie, dans la note précitée, que, *Si ce corps savant croyait devoir résoudre la question générale de la contagion ou de la non contagion, je me trouverais, quoique à regret, dans l'impossibilité de lui faire aucune communication.* Jamais langage fut-il plus clair et prêta-t-il moins à l'équivoque?

M. le Ministre de l'Intérieur a sans doute cru qu'il pouvait en user avec moi tout comme avec l'Académie royale de Médecine. Son Excellence n'aura probablement pas réfléchi que cette société se trouve placée immédiatement sous ses ordres, et que je suis un citoyen libre et indépendant; que l'Académie figure au budget des dépenses, tandis que moi je n'y ai jamais eu aucune part. Autrement, M. le comte de Corbière aurait su, du moins je me plais à le croire, quels sont les égards dus à un Français, qui, dans la seule vue de servir son pays, veut bien éclairer l'administration en lui soumettant le fruit d'immenses travaux, dont lui seul a fait tous les frais et couru tous les dangers. Je ne brigue point les faveurs de M. le Ministre de l'Intérieur; mais je suis, au moins, en droit d'attendre de Son Excellence la justice et les procédés dus à tous les hommes.

Si j'avais voulu faire prononcer définitivement sur la question de la contagion ou de la non contagion de la fièvre jaune, j'en aurais d'abord fait la demande, et ensuite j'aurais fourni à la Commission tous les renseignements qui m'auraient semblé nécessaires pour former complètement son opinion sur cette matière. Mais il m'a paru plus convenable d'ajourner la solution définitive de cet important problème jusqu'à la publication du grand ouvrage que je prépare, où tous les faits que je possède sur ce sujet seront réunis, classés et coordonnés de manière à en rendre l'examen infiniment plus facile, plus prompt et plus concluant. Mais voulant, en attendant, épargner à la France des dépenses sur lesquelles je ne partage nullement l'opinion de M. le Ministre de l'Intérieur, j'ai demandé que les documents qui sont en ma possession fussent examinés pour savoir s'ils sont de nature à faire suspendre la construction des lazarets projetés. Je n'ai, d'après cela, soumis à l'examen de la Commission que les pièces qui m'ont paru nécessaires pour la mettre parfaitement à même de prononcer sur cette question, et rien de plus : à peine lui ai-je communiqué le quart des faits qui doivent entrer dans mon ouvrage. De sorte que si, d'après l'ordre ministériel qu'elle en a reçu, l'Académie s'occupe maintenant d'une autre question que celle que j'ai posée, et pour la solution de laquelle je me suis borné à fournir des renseignements, elle me jugera sans m'avoir entendu, du moins, dans tous mes moyens, et son jugement devra par conséquent être regardé comme non avenu.

Il y a plus. D'après la dépendance dans laquelle ce corps savant s'est si malheureusement placé; d'après sa condescendance pour le pouvoir, et la partialité qu'il a montrée dans cette affaire pour M. Pariset (1), il a

---

(1) Parmi les preuves que l'Académie a données de sa partialité pour ce médecin, se trouve la suivante. Après avoir fait ajourner arbitrairement, le 17 mai, l'impression du rapport de M. Coutanceau sur mes documents, le Conseil d'administration fit remettre ce même rapport entre les mains de M. Pariset, qui l'a gardé trois semaines pour y répondre; ce dont je suis loin de me plaindre. Mais ayant été informé que ce médecin a consigné dans sa réponse une foule de faits entièrement erronés, je me proposai de les relever avant la discussion du rapport. J'écrivis en conséquence, le 12 juin dernier, à M. le Président du Conseil de l'Académie, pour le prier d'avoir la bonté de vouloir bien m'adresser un exemplaire imprimé du rapport de M. Coutanceau et de la réponse de M. Pariset. Le 15 du même mois, il me répondit ce qui suit:

• MONSIEUR ET TRÈS-HONORÉ CONFRÈRE,

« J'ai communiqué au Conseil d'Administration la lettre que « vous m'avez fait l'honneur de m'écrire. Vous demandez, dans « cette lettre, un exemplaire imprimé du rapport de M. Cou-« tanceau et de la réponse de M. Pariset, à laquelle vous vous « proposez, dites-vous, de répliquer. Le Conseil me charge de

perdu absolument toute force morale, du moins en ce qui me concerne. Qu'il porte à présent le jugement qu'il voudra, eût-il dix fois raison, son témoignage ne fera plus autorité : situation vraiment fâcheuse, mais l'Académie ne peut s'en prendre qu'à elle-même; car, comme je le disais, le 23 mai dernier, à son président, il n'y a d'esclave que celui qui consent à l'être. Pour être libre, il suffit de le vouloir, mais de le vouloir fortement. L'Académie avait donc une belle occasion de s'honorer aux yeux de la France, et de se placer très-haut dans

---

« vous faire observer que le rapport de M. Coutanceau n'est pas « définitif; ce n'est encore qu'un projet de rapport que la dis- « cussion peut modifier. Il est et restera l'ouvrage de la Com- « mission tant qu'il ne sera pas approuvé par l'Académie; et « cette approbation ne peut venir qu'après la discussion, qui « n'est pas encore commencée.

« J'ai l'honneur, etc.

« *Le président annuel,* Ant. DUBOIS. »

Il y a dans cette lettre une réserve toute particulière. Mais je demanderai à M. le Président du Conseil si le rapport de M. Coutanceau avait reçu l'approbation de l'Académie quand il l'a fait remettre entre les mains de M. Pariset, le 17 mai. Je lui demanderai encore, au risque d'être indiscret, si la réponse de ce médecin, sur laquelle il garde le silence, a aussi besoin de l'approbation de l'Académie pour être définitive. Eh, c'est précisément parce que le rapport dont il s'agit n'est pas définitif, que je me suis adressé à l'Académie pour en avoir un exemplaire, attendu qu'il importe à la cause de la vérité, que je signale, avant la discussion, les nombreuses erreurs qui se trouvent dans la réponse de M. Pariset, et que, pour cela, la connaissance du rapport m'est indispensable. On le sait très-bien. Aussi est-ce pour cela qu'on m'a écrit la lettre évasive qu'on vient de lire. On pense peut-être que le vrai moyen que M. Pariset ait raison, c'est de le laisser parler tout seul......

l'opinion du monde médical : il ne fallait pour cela que résister; elle a malheureusement consenti à faire le contraire.

La ligne de conduite qu'elle a adoptée dans cette circonstance doit affliger profondément tous les vrais amis de notre pays, parce qu'elle est une nouvelle preuve de la déplorable situation dans laquelle nous nous trouvons, et du précipice vers lequel on nous entraîne chaque jour. Que ne doit-on pas craindre de l'avenir lorsque l'on voit les hommes et les corporations qui, par leur position, devraient être les plus indépendants, céder eux-mêmes à l'arbitraire, et donner, pour ainsi dire, une prime d'encouragement au pouvoir qui l'exerce? Cependant, qui plus que les corps savants, et ceux surtout qui se composent de médecins, pourrait opposer aux empiétements d'une autorité toujours envahissante cette résistance morale qu'aucune puissance ne saurait vaincre, dont l'inertie fait la force, et qui défie en même temps et les piéges de l'astuce et les efforts de la violence? Mais, pour opposer cette résistance, il ne faut pas craindre pour une place, pour un titre, pour un vain hochet; il faut savoir préférer, dans l'occasion, le bien de son pays au sien propre; il faut être Français avant d'être membre d'une Académie; il faut enfin sacrifier, au besoin, l'intérêt privé à l'intérêt public et les honneurs à l'honneur. Mais il est des corporations, comme des individus, pour qui exister est tout.

Quant à moi, si je regrette de voir le premier corps médical du royaume engagé dans une fausse route, c'est comme Français, c'est comme l'ami de plusieurs de ses membres, et nullement que sa condescendance pour le pouvoir me fasse craindre le moins du monde pour le triomphe de la vérité, qui, j'ose le dire, sortira victorieuse de tous les combats qu'on lui suscite si imprudemment. Les hommes qui aujourd'hui lui font obstacle, ne seront peut-être plus demain; ils passeront, et les faits sur lesquels doit s'établir la vérité seront immuables comme elle; c'est le cas de dire : *Tout vient à point à qui peut attendre.*

En faisant supprimer d'une manière arbitraire les conclusions du rapport sur mes documents, M. le Ministre de l'Intérieur peut bien encore faire coûter inutilement quelques millions de plus à la France; mais à coup sûr il ne saurait faire sanctionner les erreurs proclamées par ses agents et ses médecins voyageurs, du moins hors de l'Académie. Cela est si vrai, que la position de M. Pariset et de ses collègues de la Commission de Barcelone est aujourd'hui cent fois pire qu'elle ne l'était il y a trois mois; et elle le deviendra bien davantage. Il est certaines choses sur lesquelles il ne faut point trop fixer l'attention; et, je ne crains pas de le dire, la conduite de ce médecin relativement à la contagion de la fièvre jaune est précisément de ce nombre. Il a donc été bien imprudent et bien malavisé en attaquant le rapport de la Commission sur mes documents; en faisant intervenir l'autorité en sa faveur, ou, pour mieux dire, en se rendant lui-même l'instrument dont elle s'est servie pour empêcher que ce rapport, revêtu de la sanction de l'Académie, ne vînt éclairer les Chambres avant la fin de la session.

En s'abstenant de répondre par écrit au rapport sur mes documents, M. Pariset aurait pu laisser croire, jusqu'à un certain point, qu'il avait encore bien des choses à dire pour sa défense, mais que, par esprit de modération ou tout autre motif, il en ajournait l'usage pour une autre circonstance. Aujourd'hui il ne lui reste plus cette excuse. En cherchant à justifier les erreurs que j'ai signalées dans ses écrits par des erreurs nouvelles, il s'est mis complètement à découvert. Qu'aura-t-il à répliquer quand j'aurai prouvé jusqu'à la démonstration que tous les faits de contagion contenus dans sa réponse sont erronés, inexacts ou mal interprétés?

En se déterminant à répondre, M. Pariset a peut-être cru qu'un premier triomphe en amènerait un second; qu'après avoir fait ajourner arbitrairement en sa faveur l'impression du rapport, on le ferait disparaître tout-à-fait de manière à ce qu'il n'en fût plus question; et qu'ayant ainsi parlé le dernier, il serait proclamé le vainqueur : vain calcul. On imprime le rapport; mais l'on prend en même temps les précautions les plus sévères et les plus minutieuses pour en restreindre, autant que possible, la publicité. On a été, dit-on, jusqu'à proposer au Conseil d'administration, dans sa séance du 10 courant, de ne point le donner à MM. les Membres adjoints, parce qu'on a cru remarquer parmi eux une très-forte tendance à ne pas croire à l'infaillibilité de M. Pariset. On voudrait, d'après cela, les mettre hors d'état de venir éclairer une discussion dans laquelle on redoute, à ce qu'il paraît, leur talent et leur impartialité, et, par ce moyen, tenir encore la vérité sous le *boisseau*, comme on doit tenir sous le *séquestre* le petit nombre d'exemplaires du rapport qui ne seront pas distribués aux Élus. Ne dirait-on pas, d'après cela, que le travail de la Commission sur mes documents est un écrit séditieux? En effet, il soulève contre l'erreur tous les hommes éclairés et impartiaux. Il fait voir avec quelle légèreté les médecins qui furent envoyés à Barcelone ont procédé dans la haute et importante mission qui leur fut confiée; il fait voir que notre loi sanitaire, du 3 mars 1822, ne repose absolument que sur des faits erronés; il fait voir, en un mot, que les millions que l'on a dépensés depuis cinq ans en constructions de lazarets, l'ont été en pure perte pour la France comme pour le Trésor. N'en voilà-t-il pas assez pour le faire proscrire; pour empêcher, par tous les moyens possibles, son adoption et sa publicité?

N'importe; l'Académie peut prononcer tout comme elle voudra, je ne m'en inquiète point. Si j'ai à me plaindre de son jugement, je saurai en appeler à celui de la France, de l'Europe et de l'Amérique. Mes recherches sont de nature à ne point craindre ses arrêts, à triompher de tous les obstacles, parce qu'elles ont la vérité pour base, et que de plus elles se rattachent à une question d'un haut intérêt social. En attendant le résultat de cette affaire, je vais répondre au discours de M. de Boisbertrand; et j'aurai occasion plus d'une fois, dans le cours de ma réfutation, de faire voir à l'Académie jusqu'à quel point M. Pariset peut mériter tous les sacrifices qu'elle a bien voulu faire pour lui, ainsi que le haut patronage que lui accorde le Ministère.

EXAMEN

DES

PRINCIPES DE L'ADMINISTRATION

EN MATIÈRE SANITAIRE.

Dans la séance du 31 mai 1826, l'honorable M. Fleuriau de Bellevue demanda à la Chambre des Députés que l'allocation proposée pour l'érection des lazarets, destinés à nous garantir de la fièvre jaune, fût notablement augmentée sur les fonds disponibles de 1827. M. Hyde de Neuville, qu'une longue expérience a pleinement convaincu de la non contagion de cette maladie, combattit cette proposition dans les termes suivants :

M. Hyde de Neuville : « Je ne comptais pas prendre la parole sur les établissements sanitaires. Mais le discours que vous venez d'entendre m'oblige à soumettre quelques observations à la Chambre ; car, d'après l'orateur, il ne s'agirait pas seulement de maintenir une dépense que je crois inutile, il faudrait encore l'augmenter. Je pense, avec notre honorable collègue, que nous devons abandonner aux Sociétés de médecine le soin de décider la haute et importante question de savoir si la fièvre jaune est ou n'est pas contagieuse. Mais, Messieurs, il est permis à celui qui, pendant quinze années, a vécu

I

au milieu'de cette prétendue maladie contagieuse, et qui
est convaincu qu'elle est contagieuse comme le mal de
tête; il lui est permis de demander qu'on s'occupe
promptement d'une question qui doit précéder celle dont
nous parlons en ce moment; d'une question qui, dans
mon opinion, intéresse le trésor, la politique et le commerce : celle de savoir si, d'après les renseignements que
nous possédons aujourd'hui sur ce danger immense qui
effraie les hommes comme les fantômes ·effraient les enfants, il ne serait pas sage et prudent de nous en tenir à
nos lazarets, à ceux qui, pendant plusieurs siècles, ont
suffi pour nous préserver de cette maladie contagieuse.

« Nous avons déja fait de grandes dépenses depuis quelques années pour cet objet. Eh bien! dans ce moment,
la Société de médecine est occupée d'examiner, non pas
seulement la question de savoir si la fièvre jaune est contagieuse, mais bien si les notions que nous avons ne sont
pas suffisantes pour engager le gouvernement à suspendre des dépenses qui seraient essentiellement inutiles, si
d'ici à peu de temps, comme cette Société médicale le
croit, on parvient à résoudre la question de la contagion
ou de la non contagion de la fièvre jaune. Je prie MM. les
Ministres du Roi de faire la plus grande attention à la
pétition que la Chambre a renvoyée à M. le Ministre de
l'Intérieur, il y a à peu près un mois; pétition à la suite
de laquelle vous avez entendu un discours très-lumineux
de notre honorable collègue M. Boin. Cette pétition a
été présentée à la Chambre par un homme qui a consacré
dix ans de sa vie à faire une chose qui ne pourra manquer d'être très-utile au pays. Il a parcouru l'Amérique
depuis Cayenne jusqu'au nord des États-Unis, et il
prouve, non pas par des théories, mais par près de 600
documents, tous signés par des médecins qui, depuis
vingt ou vingt-cinq ans, ont vécu au milieu de la fièvre

jaune, que cette maladie n'a rien de contagieux. Depuis, il a parcouru l'Espagne, où il a également recueilli des documents non moins importants. C'est le docteur Chervin.

« Nous avons d'autant plus d'intérêt à examiner cette question, que voici un fait que je puis citer avec exactitude. Le docteur Lefort, homme très-instruit, a remporté, il y a plusieurs années, un prix à Paris, pour avoir soutenu que la fièvre jaune était contagieuse. Quelque temps après, il quitta la France, et reçut un emploi à la Martinique. Eh bien! il vient de publier deux ouvrages, et probablement il en publiera un troisième pour combattre l'erreur qu'il avait contribué à propager. Dans ces ouvrages, il déclare, comme le docteur Rush l'avait déclaré avant lui, qu'il n'avait fait que répandre l'erreur en soutenant que la fièvre jaune était contagieuse.

« D'après cet exposé, et d'après l'état de la question, je prie M. le Ministre de l'Intérieur de nommer le plus tôt possible la commission qui doit examiner les documents importants du docteur Chervin, et de faire en sorte que ces renseignements soient renvoyés à la Société de médecine. S'il est vrai que cette société pense que la question de la contagion ou de la non contagion doit être résolue en peu de temps, il serait bien mal à propos de faire des dépenses qui bientôt seraient tout-à-fait en pure perte. » (*Moniteur du 2 juin* 1826.)

En réponse à cette savante improvisation de M. Hyde de Neuville, M. le directeur-général de Boisbertrand, commissaire du Roi, prononça le discours suivant, que je rapporterai en entier pour qu'on ne m'accuse pas d'affaiblir les arguments de l'orateur dans des phrases tronquées, et afin que le lecteur puisse les juger dans leur ensemble.

I.

M. de Boisbertrand , commissaire du roi. « Jusqu'à ce jour, je n'ai point pris la parole dans les discussions qui se sont élevées devant vous relativement à la contagion de la fièvre jaune. J'avais pensé que l'administration devait rester étrangère à une controverse qui semble appartenir plus spécialement aux médecins.

« Mais, puisque l'on vient aujourd'hui accroître les embarras, déja trop réels , que le commerce, égaré par un système séduisant, suscite aux administrations sanitaires, j'espère que la Chambre voudra bien me permettre de donner quelques explications qui puissent, sinon détruire entièrement, du moins atténuer les fâcheux effets que produisent toujours des assertions présentées à cette tribune avec moins de raison que de confiance.

« J'ignore si, pour former son opinion, mon honorable collègue M. Hyde de Neuville a réuni tous les documents que je me suis efforcé de réunir pour éclairer la mienne; mais après avoir lu tous ceux qu'on a bien voulu me communiquer, après avoir comparé dans leurs principes fondamentaux les deux théories de l'infection et de la contagion, je suis loin, bien loin de pouvoir donner le conseil d'entrer dans la voie périlleuse qu'il vient de tracer au nom de l'humanité.

« Je crois fermement, au contraire, que l'humanité, comme la raison, nous demande, et nous demande hautement de persévérer dans le système des précautions prescrites par la loi, tant que du moins la théorie nouvelle ne sera pas démontrée jusqu'à l'évidence.

« Cette évidence existe, Messieurs, pour notre honorable collègue. Il a vu de ses yeux, nous dit-il : Et qu'a-t-il vu ? Que la fièvre jaune n'est pas contagieuse. Comment l'a-t-il vu ? Comment peut-on voir la négative d'un fait de cette nature? Je le prie de me le dire ; car, il y a cela de particulier dans cette question , qu'un

seul exemple de contagion devient une preuve plus
puissante que dix exemples, que cent exemples de maladie non contractée. Et en effet, vous ne pouvez rien
opposer à ces preuves positives. On peut bien détruire
l'assertion d'un fait par l'assertion du fait contraire;
mais lorsque l'on vous dit : *Tel individu a contracté la
fièvre jaune*, vous n'exprimerez pas le fait contraire en
disant, *Tel autre individu ne l'a pas contractée*; vous
déclarez seulement par là qu'il y a eu, relativement au
second individu, absence d'un fait qui s'est accompli sur
le premier. Mais l'absence d'un fait dans une circonstance
donnée ne suffira jamais pour infirmer l'existence de ce
même fait dans une autre circonstance : et c'est là pourtant ce que confondent les partisans de la nouvelle doctrine; c'est sur cette erreur de raisonnement qu'ils
s'appuient pour nier la contagion.

« Tous les médecins de l'Amérique sont d'accord,
nous dit-on; il faut bien s'en rapporter à l'expérience
qu'ils ont acquise. D'abord, je suis en droit de nier
cette unanimité d'opinion ; elle n'existe pas , et j'en
pourrais tirer la preuve des documents qui m'ont été
fournis par M. le docteur Chervin lui-même. Mais, que
pourrait-elle prouver , Messieurs, alors même qu'elle
existerait, si les faits accomplis sous nos yeux sont d'une
évidence décisive?

« Or, la fièvre jaune n'existait pas en Europe; elle
ne s'est montrée nulle part qu'après l'arrivée des vaisseaux partis de l'Amérique. C'est alors , et seulement
alors que nous l'avons vue s'élancer sur notre continent,
frapper d'abord les individus qui avaient communiqué
avec ces bâtiments, atteindre ensuite les parents, les amis
de ces premières victimes, s'introduire dans les maisons
voisines de leurs maisons, envahir de proche en proche
les rues, les quartiers, les villes entières; s'avancer dans

les campagnes avec ceux qui fuyaient devant elle, y
continuer ses ravages en suivant la ligne des communications; voyager enfin avec les hommes, et se transporter avec eux, non pas seulement sur le littoral de la
mer et dans les endroits marécageux, comme on l'a
dit, mais dans l'intérieur du pays, à 20 et 25 lieues
du prétendu foyer d'infection, et dans des localités où
il n'existait aucune cause d'infection. Je le demande,
Messieurs, que pourraient, en présence de pareils faits,
tous les témoignages négatifs des médecins du Nouveau-
Monde, alors même qu'ils seraient unanimes? Comment
la raison pourrait-elle s'accommoder au système d'une
infection locale qui attendrait toujours, pour agir, l'arrivée d'un bâtiment parti des lieux où règne la fièvre
jaune ? Comment ce foyer d'infection agirait-il d'une
manière si méthodique, sans la contagion ? Comment
se transporterait-il d'un lieu dans un autre ? Comment
voyagerait-il toujours avec les malades, et jamais sans
eux ? Il faudrait nous expliquer tout cela, du moins, avant
que nous pussions adopter cette bizarre théorie.

« Mais la juste défiance qu'elle inspire augmente encore quand on compare les effets de la fièvre jaune
abandonnée à elle-même, comme elle l'a été pendant
quelque temps à Barcelone et à Cadix, avec les effets
du même fléau combattu par les mesures sanitaires,
comme il l'a été au port du Passage et à Marseille.

« 1° Au port du Passage, elle vient portée par un bâtiment qui en recèle le foyer dans ses flancs. Ce bâtiment
ayant besoin de réparations, on fait venir des charpentiers. A peine ces malheureux ouvriers ont-ils mis la
hache dans la carcasse du vaisseau, qu'une odeur infecte
en sort et va se porter jusque dans les maisons voisines
du port. Les ouvriers tombent subitement malades; on
les remplace par d'autres qui éprouvent le même sort ;

d'autres encore succèdent à ces derniers, et sont frappés comme eux. Bientôt la maladie se répand dans la ville, en suivant la marche que j'ai précédemment indiquée. On la voit parcourir successivement trois rues parallèles au port. L'alarme se répand, on fuit, et parmi les personnes qui fuient, se trouve un médecin incrédule, qui d'abord niait la présence de la fièvre jaune, puis sa propriété contagieuse, et qui, en expirant, finit par confesser son erreur. Enfin, la maladie se répand dans la campagne avec les familles qui ont quitté la ville, et elle ne s'arrête que devant le cordon sanitaire.

2° A Marseille, au contraire, où se trouve une intendance sanitaire à laquelle on ne saurait décerner trop d'éloges, puisque les membres qui la composent, pres. que tous négociants, sacrifient journellement à leurs devoirs des intérêts immenses; à Marseille, dis-je, la fièvre jaune est immédiatement renfermée dans le lazaret; elle attaque vingt-cinq personnes que le service de l'établissement met en communication obligée avec les malades; mais elle ne peut en franchir les limites.

Qu'est-ce donc, encore une fois, que ce foyer d'infection qui passe les mers pour aller s'établir partout où le bâtiment aborde; qui, déposé en quelque sorte à Barcelone, se transporte successivement à Sans, à Sarria, à Xlot, à Fraga, à Asco, à Nonaspé, à Canet-de-Mar, à Salou, à Sitgès, à Tortose; puis, en dehors de la Catalogne, à Palma, à Mahon, à Las-Aguilas, à Malaga, et de là à Marseille?

« A-t-il du moins la propriété de ne se transporter ainsi que le long du littoral de la mer? On l'a dit : mais, Messieurs, la petite ville d'Asco est située à plus de quinze lieues de la mer, et Fraga en est à une distance presque double. Quelle est donc la limite de ce littoral, et qui pourra la fixer?

« Les partisans de l'infection prétendent tirer un parti
victorieux des documents apportés par le docteur Chervin. Messieurs, je rends hommage au zèle, au noble dévouement, au désintéressement de ce médecin. Il a, sans
doute, acquis, par ses longs et périlleux travaux, les
plus justes titres à l'estime publique et à la bienveillance
de l'administration; mais les éloges que je devais à sa
conduite ne peuvent pas changer la nature des preuves
qu'il a pu recueillir. J'ai lu, Messieurs, ces documents;
j'ai lu du moins tous ceux qui sont écrits en langue française, et, loin qu'ils aient pu changer mon opinion, ils
n'ont servi qu'à la changer en conviction absolue.

« Vous ne sauriez, en effet, Messieurs, vous faire une
idée exacte de la faiblesse des arguments qu'ils renferment, de l'impuissance des faits qui leur servent de base,
de la fausseté des conséquences, et des offenses faites à
la logique dans ces tristes productions de l'esprit de
système.

« Est-ce donc sur des documents aussi indigestes, et
d'après des autorités d'un pareil poids, que vous pourriez,
Messieurs, changer un système sanitaire dont tout démontre la nécessité ?

« Serait-ce donc avec une entière confiance, ou du moins
avec une confiance bien éclairée, bien motivée, que l'on
viendrait vous dire : « Cessez de croire ce que vous avez
« vu, et croyez aveuglément tout le contraire de ce qui
« s'est passé devant vous, parce qu'il y a de l'autre côté
« de l'Océan des hommes qui déclarent qu'ils n'ont pas
« vu ce que vous avez vu? »

« Mais, que les antagonistes de la contagion veuillent
bien le remarquer: quand il serait vrai, quand il serait
démontré, malgré l'impossible, que la fièvre jaune n'est
pas contagieuse en Amérique, on n'en pourrait pas logiquement conclure qu'elle ne l'est pas en Europe, avant

d'avoir connu, analysé, apprécié, combiné entre elles toutes les causes qui peuvent déterminer la contagion, avant d'avoir démontré que, relativement à ces causes, tout est parfaitement égal, parfaitement identique dans les deux mondes. Or, assurément toute la science des docteurs de l'Amérique serait insuffisante pour établir cette identité. Ainsi, je le répète, rien ne serait prouvé pour l'Europe, quand même la nouvelle doctrine serait justifiée pour l'Amérique, c'est-à-dire quand même il serait démontré que non-seulement il n'y a pas eu un seul exemple de contagion dans ce pays, mais encore qu'il ne peut pas y en avoir.

« Que sera-ce donc, Messieurs, s'il est vrai que cette doctrine aventureuse soit contredite par les faits, s'il est vrai que des exemples de contagion aient eu lieu même en Amérique ? Or, ces exemples existent ; ils ont été produits par des médecins du pays que M. Chervin a consultés : et ce dernier, malgré l'opinion qu'il a adoptée, et qu'il veut faire prévaloir, les a mis sous mes yeux avec une bonne foi qui lui fait honneur.

« Jugez, d'après tout cela, Messieurs, de ce système que l'on veut imposer à la France comme une découverte précieuse pour l'humanité. Voyez le cas que vous pourriez faire d'une administration qui, en adoptant une pareille doctrine, livrerait si imprudemment vos familles à toutes les fureurs d'une maladie dont la description seule fait frémir.

« Nos médecins, du moins, sont-ils d'accord avec les médecins d'outre-mer ? Je dois le dire, et je le dis avec regret : quelques-uns ont adopté ce pitoyable système, et ils s'efforcent de le faire prévaloir avec une ardeur qui va quelquefois jusqu'à la violence ; la violence est en effet le caractère de l'esprit de vertige, dans les sciences comme dans la politique. Mais les savants qui se sont placés à la tête de la science médicale sont loin d'avoir adopté cette doctrine dangereuse. J'ai entre les mains un rapport fait à l'Académie des Sciences par M. Dupuytren, tant en son nom qu'en celui de MM. Portal, Duméril et Chaussier. Les conclusions de ce rapport sont telles qu'on devait les attendre d'hommes éclairés et judicieux ; elles portent que : « les mesures sanitaires ne « sauraient être abrogées qu'autant qu'il serait mathéma- « tiquement démontré que la maladie n'est pas conta- « gieuse ; » et les savants médecins ajoutent que « la dé- « monstration est loin d'avoir été donnée. » Et ne croyez pas, Messieurs, que cette décision soit la seule qui ait été rendue sur la question qui nous occupe.

« Mais au reste, Messieurs, quand on nous aurait donné, en ce qui concerne la fièvre jaune, cette démonstration que l'Académie des Sciences demande, rien ne serait fait encore tant que la même démonstration ne nous serait pas produite pour la peste, dont il ne paraît pas qu'on ait encore osé nier la propriété contagieuse, et pour une autre maladie plus terrible encore, le cholera-morbus de l'Inde. Il faudrait encore tenir nos ports fermés, si ce cruel fléau menaçait d'envahir l'Europe.

« Or, Messieurs, il résulte des recherches faites et publiées par un savant distingué, membre du Conseil supérieur de santé, M. Moreau de Jonnès, dont j'aime à citer le nom, parce que son zèle pour l'humanité et ses travaux dispendieux méritent les plus grands éloges ; il résulte, dis-je, de ses recherches, que ce terrible fléau, parti en 1821 de l'extrémité méridionale du golfe Persique, s'est porté, en une saison, d'une part à Bagdad, d'autre part à Ispahan ; que, dans le cours de l'année suivante, il est allé s'établir, en remontant vers le nord, sur les bords de la mer Caspienne, et jusqu'au centre de l'Arménie, et, en s'avançant de l'est à l'ouest, jusque sur les bords de la Méditerranée; qu'en 1823, il a, d'une part, franchi toute la mer Caspienne pour désoler Astracan, et d'autre part étendu ses ravages sur toute la côte de Syrie, où on l'a vu encore en 1824, et où il semble n'avoir plus besoin que d'une occasion favorable pour venir dévaster l'Europe, après avoir traversé la Méditerranée, comme il a traversé la mer Caspienne.

« Voilà, Messieurs, une très-faible partie des documents que j'ai recueillis sur cette grave question. Le temps ne permet pas d'en présenter un plus grand nombre à la Chambre; mais ils seront suffisants, je l'espère, pour lui montrer combien est aventureuse la doctrine que l'on s'efforce de faire prévaloir. » *(Moniteur cité.)*

Tel est le discours que M. de Boisbertrand a prononcé, le 31 mai 1826, à la Chambre des Députés, pour prouver la contagion de la fièvre jaune et la nécessité des établissements sanitaires destinés à nous en préserver. Nous allons examiner, le plus brièvement possible, jusqu'à quel point les assertions qu'il renferme sont exactes.

M. de Boisbertrand commence par annoncer que, jusqu'à ce jour, il n'a point pris la parole dans les discussions qui se sont élevées à la Chambre des Députés relativement à la contagion de la fièvre jaune; mais que, puisqu'on vient aujourd'hui augmenter les embarras, déja trop réels, que le commerce, égaré par un système séduisant, suscite aux administrations sanitaires, il va donner des explications qui pourront, sinon détruire entièrement, du moins atténuer les fâcheux effets que produisent toujours des assertions présentées à la tribune nationale avec moins de raison, dit-il, que de confiance. Tels sont les motifs qui ont déterminé cet

honorable Député à élever la voix en faveur des quarantaines et des établissements sanitaires.

Cependant les explications qu'il donne ne tendent
à rien moins qu'à persuader au commerce que toutes
les entraves qu'on lui impose dans la vue de nous
garantir de la fièvre jaune ne sont pas en pure perte,
et qu'il n'est pas victime d'une fatale erreur dans laquelle
des médecins célèbres ont malheureusement entraîné le
Gouvernement et les Chambres. Car, tout en accusant
ses collègues de parler des mesures sanitaires avec
moins de raison que de confiance, l'orateur n'est point
resté à l'abri d'un pareil reproche, ainsi qu'on va le
voir.

M. le Commissaire du Roi ignore si, pour former son
opinion, M. Hyde de Neuville a rassemblé tous les documents que lui-même s'est efforcé de réunir pour éclairer
la sienne ; mais il assure qu'après avoir lu tous ceux qu'on
a bien voulu lui communiquer, qu'après avoir comparé
dans leurs principes fondamentaux les deux théories de
l'infection et de la contagion, il est loin, bien loin, de
pouvoir donner le conseil d'entrer dans la voie périlleuse
que son honorable collègue vient de tracer au nom de
l'humanité.

Ne croirait-on pas, d'après cela, que M. Hyde de
Neuville conseille imprudemment des mesures dont
l'adoption ne saurait manquer de compromettre la santé
publique ? Cependant que demande-t-il ? Qu'on veuille
bien ajourner pour quelque temps la formation d'établissements ruineux dont nous nous sommes fort bien
passés depuis près de trois siècles, malgré la nullité
ou la grande imperfection de nos mesures sanitaires à
diverses époques. Comment M. de Boisbertrand peut-

il appeler *voie périlleuse* une conduite qui a pour elle l'expérience de plusieurs siècles? Du reste, M. Hyde de Neuville a fait plus que de réunir des documents pour se convaincre de la non contagion de la fièvre jaune: il a été sur le théâtre de la maladie; il a lu dans le grand livre de la nature, dans ce livre qui n'égare jamais ceux qui, comme cet honorable Député, savent le consulter.

M. le Commissaire du Roi pense qu'on doit persévérer dans le système des précautions prescrites par la loi, tant que la non contagion de la fièvre jaune ne sera pas démontrée jusqu'à l'évidence. Il est en cela parfaitement d'accord avec M. Hyde de Neuville. La question est donc de savoir si cette évidence existe.

M. le Directeur-général prétend qu'elle ne peut pas exister pour son collègue; que *voir que la fièvre jaune n'est pas contagieuse, c'est ne voir que la négative d'un fait, ou ne rien voir.* Tel est le singulier argument que M. de Boisbertrand oppose d'abord à M. Hyde de Neuville, et d'après lequel il semble ne reconnaître l'existence d'aucune vérité négative. Mais la non contagion du mal de dents, par exemple, n'est-elle pas une vérité universellement reconnue? Eh bien! elle ne repose cependant que sur des faits négatifs. Pourquoi n'en serait-il pas de même de la non contagion de la fièvre jaune ou de toute autre maladie?

M. de Boisbertrand ajoute, pour faire suite à ce premier argument, qu'un seul exemple de contagion devient une preuve plus puissante que dix exemples, que cent exemples de maladie non contractée, par la raison qu'un fait positif ne peut être détruit par des faits négatifs. Sur ce point, nous sommes parfaitement d'accord avec M. le Commissaire du Roi; mais il nous permettra de lui faire observer qu'il y a ici une pétition de principe, c'est-à-dire qu'il met en fait ce qui est en question, en admettant qu'il existe des cas de contagion : ce que nous nous croyons en droit de nier formellement.

Nous savons que des livres, et même de très-gros livres, sont remplis de prétendus faits de ce genre; mais nous savons aussi que ces mêmes faits ont été recueillis le plus ordinairement dans des moments de terreur et par des hommes prévenus. Il en est, suivant nous, des cas de transmission de la fièvre jaune comme des fantômes qui ne sont jamais vus que par ceux qui y croient; car toutes les fois que cette maladie a été observée dans le calme par des hommes éclairés, désintéressés et sans prévention, son caractère contagieux n'a plus été à leurs yeux que ce qu'il est réellement, une chimère.

M. de Boisbertrand dit que l'absence d'un fait dans une circonstance donnée ne suffira jamais pour infirmer l'existence de ce même fait dans une autre circonstance; et c'est ce que nous savons très-bien. Puis il ajoute que c'est pourtant là ce que nous confondons, et que c'est sur cette erreur de raisonnement que nous nous appuyons pour nier la contagion. Je me permettrai de faire observer à M. le Directeur-général qu'il ne peut y avoir d'erreur, sous ce rapport, dans notre manière de raisonner, puisque nous nions positivement, et très-positivement, l'existence du fait dont il parle, bien qu'il soit invoqué par des hommes d'ailleurs très-respectables.

M. de Boisbertrand prétend ensuite qu'on dit que tous les médecins d'Amérique sont d'accord sur la non contagion de la fièvre jaune, tandis qu'il est en droit, ajoute-t-il, de nier cette unanimité, d'après les documents que je lui ai moi-même communiqués. Mais qui dit cela? Ce n'est pas à coup sûr l'orateur auquel il répond; car je ne vois rien de pareil dans son improvisation. Ce n'est pas non plus l'honorable M. Boin, puisque, dans le discours plein de force et de logique qu'il a prononcé à l'appui de ma pétition le 11 mars 1826, il se borne à dire que « presque tous les médecins « des États-Unis, partisans de la contagion, il y a un « demi-siècle, ont abandonné une doctrine dont une « longue expérience paraît leur avoir fait découvrir la « fausseté et le danger. »

Si M. le Commissaire du Roi désire connaître dans quelle proportion se trouvent les non contagionistes aux États-Unis, il n'a qu'à voir la page 815 de l'Almanach du Commerce pour l'année 1825, où il est dit : « que cinq cent soixante-sept médecins de ce « pays pensent que la fièvre jaune n'est pas conta- « gieuse, et que vingt-huit seulement croient à la « contagion. » En 1793, ils y croyaient tous; mais ils n'avaient, pour la plupart, jamais vu la fièvre jaune. Depuis l'époque où ces renseignements ont été recueillis, plusieurs rétractions de médecins contagionistes démontrent encore les progrès de l'opinion contraire.

M. de Boisbertrand demande ensuite ce que l'unanimité d'opinions des médecins d'Amérique pourrait prouver, alors même qu'elle existerait, si les faits qui ont eu lieu sous nos yeux sont d'une évidence décisive.

Passant ensuite à l'énumération de ces prétendus faits, cet honorable Député nous dit d'abord que la fièvre

jaune ne s'est jamais montrée nulle part en Europe
qu'après l'arrivée des vaisseaux partis de l'Amérique,
et que c'est alors, et seulement alors, que nous l'avons
vue s'élancer sur notre continent, et s'avancer de
proche en proche, par la voie des communications, jusque dans l'intérieur du pays, à vingt et vingt-cinq
lieues du prétendu foyer d'infection, et dans des localités où il n'existait, dit-il, aucune cause d'infection.

Les erreurs contenues dans ce paragraphe sont trop
nombreuses, et exprimées dans des termes trop géné-
raux, pour pouvoir être réfutées en détail dans cette
réponse. C'est un assemblage de tous les lieux communs
qui remplissent les discours et les livres des contagionistes, et qui s'évanouissent complètement devant la
saine critique.

Comme les partisans de la contagion ne sont pas
difficiles en fait de preuves, ils ont, en effet, été rarement embarrassés dans des ports aussi fréquentés que
ceux de Cadix, Malaga, Carthagène, Alicante, Barcelone et Livourne, pour trouver un bâtiment soi-di-
sant *importeur* de la maladie qu'ils veulent à toute
force faire venir d'Amérique. Ils l'ont été d'autant
moins, que peu leur importe qu'il y ait coïncidence ou
non entre l'arrivée du bâtiment qu'ils accusent et l'apparition de la fièvre jaune.

C'est ainsi, par exemple, qu'en 1819, la fièvre jaune
existait sporadiquement depuis plus d'un mois dans
un quartier de l'île de Léon, ou la ville de San-Fernando, lorsque le vaisseau l'*Asia*, qui arrivait de la
Havane, vint mouiller, le 31 juillet, dans le port de
Cadix. Les contagionistes ne laissèrent pas échapper
une aussi belle occasion de prouver l'origine améri-

caine qu'ils attribuent à la fièvre jaune. Ils s'empres-
sèrent de publier que cette maladie avait été introduite
à l'île de Léon par l'*Asia*, et les journaux répandirent
dans toutes les parties du monde le bruit de cette
prétendue importation ; j'en fus moi-même informé
en lisant le *Times*, à la Jamaïque. Mais, le 29 juillet,
c'est-à-dire deux jours avant l'arrivée de ce vaisseau, le
docteur Florez, proto-medico de Cadix, avait heureusement constaté l'existence de la fièvre jaune à l'île de
Léon, dans un rapport officiel auquel on n'avait pas
donné publicité.

Voyant cela, les partisans de l'importation accusèrent tour-à-tour trois autres bâtiments d'avoir introduit la fièvre jaune à San-Fernando, parmi lesquels
se trouvait le navire le *Saint-Julien*, qui arriva devant
Cadix le 26 juin, venant de Calcutta, où, de l'aveu des
contagionistes, la fièvre jaune ne règne point, mais
bien le cholera-morbus, que M. le docteur Pariset lui-
même nous assure n'être point contagieux (1). D'ailleurs ce bâtiment n'avait eu, dit-il, dans sa longue
traversée, ni malade ni mort (2). Malgré cette triple
difficulté, M. le docteur Pariset déclare « qu'il est ab-
« solument possible que la fièvre jaune de 1819 ait été
« apportée des Indes orientales ; mais, il est possible
« aussi, ajoute-t-il, qu'elle se soit développée spon-
« tanément en Andalousie, sans germe et sans con-
« tagion préliminaire » (3). Il avoue cependant que
« l'opinion qui attribue l'origine de la maladie de l'île

_____

(1) *Observations sur la fièvre jaune*, p. 59.
(2) **Ouvrage cité**, *ibid.*
(3) *Ubi suprà.*

« de Léon au *Saint-Julien* est la plus probable » (1).
Ainsi on peut juger des autres par celle-là (2).

Je pense que M. le docteur Pariset ne regardera pas
cette opinion comme si probable, quand il saura que
M. le docteur Vilches, praticien recommandable de
l'île de Léon, et en même temps très-zélé contagioniste,
m'a assuré (le 21 janvier 1824) que, dès la mi-juin
1819, il avait vu des cas sporadiques de fièvre jaune
dans le quartier *del Cristo*. A la vérité, ces cas étaient,
dit-il, moins marqués que ceux qui eurent lieu par
la suite ; mais ils n'appartenaient pas moins pour cela
à la même maladie. A coup sûr, les cas dont il s'agit
ne purent avoir leur source dans le *Saint-Julien*, qui
n'arriva devant Cadix que dix à douze jours après l'apparition de cette fièvre.

Eh bien! ce qui est arrivé pour l'épidémie de l'île
de Léon, en 1819, est à peu près l'histoire de toutes
les prétendues importations de la fièvre jaune dont
les contagionistes remplissent leurs livres, et qu'il
serait fastidieux de réfuter ici les unes après les autres. Nous nous contenterons de rapporter quelques

(1) Ouvrage cité, p. 60.
(2) M. le docteur Palloni attribue au contraire l'origine de
la fièvre jaune qui régna à l'île de Léon, en 1819, à un petit
bâtiment américain. Ce bâtiment arriva, dit-il, à la fin de
juillet de la même année (*al finir di luglio di detto anno*); et
ayant débarqué des marchandises en fraude, les contrebandiers
espagnols qui les reçurent moururent en peu de temps de la
fièvre jaune.
Voir son Mémoire, qui a pour titre : *Se la febbre gialla sia
o no un contagio, questione agitata dai medici europei ed ame-
ricani.* Livorno, 1824, pag. 49.

témoignages qui ne sauraient être suspects aux partisans de la contagion, et qui prouvent évidemment
que la prétendue origine exotique de la fièvre jaune
en Espagne n'est pas aussi clairement démontrée que
le suppose M. le Directeur-général : nous commence-
rons par celui des docteurs Arejula, Ameller et Coll,
qui étaient tous les trois médecins consultants de la
junte suprême de santé du royaume, en 1810.

Chargés par cette junte de rechercher l'origine de
l'épidémie dont Cadix fut le théâtre cette année-là,
ces médecins distingués exposent avec candeur des
faits qui ne sont rien moins que favorables à l'origine étrangère de la fièvre jaune, ainsi que nous
allons en juger.

Après avoir dit que cette maladie s'est montrée à
Cadix, en 1731, 1732, 1764, 1800, 1801, 1804;
qu'à son arrivée devant cette ville, en 1805, venant
des Antilles, l'escadre de l'amiral Gravina envoya à
l'hôpital environ deux cents fiévreux, « la plupart avec
« la jaunisse, et beaucoup avec le vomissement noir, et
« les autres symptômes de la fièvre jaune, sans qu'on
« observât pour cela rien dans la ville (1) ; » et qu'en
1807 l'escadre française, mouillée dans ce port, envoya beaucoup de malades à l'hôpital de l'*Aguada* (2);

(1) Los mas de ellos ictericos, ó amarillos, y muchos con el
vomito negro y otros sintomas de la fiebre amarilla; sin embargo
nada se observó en el pueblo.

*Dictamen de los tres professores medicos comisionados por
la suprema junta de sanidad para indagar el origen de la ca-
lentura reynante*, p. 2.

(2) M. le docteur don Luis Genebriera, qui était médecin

« et que, bien qu'il en fût mort un grand nombre
« et que les bâtiments d'où ils provenaient fussent en
« libre et entière communication avec la ville, la
« maladie ne s'y étendit point ni ne se communiqua
« d'aucune manière » (1) ; MM. les Commissaires ajoutent « qu'à aucune de ces époques, excepté en 1805,
« qu'elle vint du dehors, on n'a pu connaître avec
« exactitude l'origine de cette calamité publique » (2).

Passant ensuite à l'épidémie de 1810, qui fait
l'objet spécial de leur rapport, ils s'expriment ainsi,
après avoir rappelé tout ce qu'ils ont fait pour remonter à la source de la maladie : « Jusqu'ici, disent-
« ils, la commission n'a découvert autre chose que
« la possibilité d'avoir été importée ou reproduite. Et
« pourquoi, ajoutent-ils, n'aurait-elle pas pu être
« créée dans cette ville (Cadix) par des causes locales
« et constitutionnelles ? A la vérité, quoique la com-
« mission incline à croire cette dernière origine aussi

---

d'une salle de malades dans cet établissement, dit qu'il y donna
des soins à plus de deux cents Français, affectés pour la plupart
de la fièvre jaune.

Voir le document qu'il m'a donné en 1820 à la Havane, où
il était médecin en chef de l'hôpital de la marine.

(1) Y aunque muchos de ellos murieron, y los buques de su
procedencia estaban en una completa y libre comunicacion con
el pueblo, la enfermedad no se estendió, ni comunicó de modo
alguno.

Dictamen arriba citado, p. 2.

(2) En ninguna de estas epocas, exceptuando la de 1805,
en que vino de fuera, se ha podido averiguar con exactitud el
origen de esta calamidad publica.

Dictamen arriba citado, p. 2.

« possible, elle ne se hasarde point à se prononcer
« sur ce sujet » (1). C'est ainsi que s'exprimaient,
le 31 de décembre 1810, trois professeurs du collége
médico-chirurgical de Cadix, et de plus, trois partisans de l'importation de la fièvre jaune.

Le docteur Mellado, médecin de la santé à Cadix,
et de plus très-zélé contagioniste, est aussi forcé de
convenir qu'il est toujours difficile de déterminer par
quelle voie la fièvre jaune leur arrive (2).

Le docteur don José Furió de Carthagène, bien
qu'un des plus décidés contagionistes de toute l'Espagne,
va plus loin encore que les médecins de Cadix. Suivant lui, « il n'y a pas le moindre doute que la fièvre
« jaune qui ravagea leur ville, en 1811, ne fût pro-
« duite par des causes locales qui existaient dans leurs
« murs » (3).

Tels sont les aveux que les partisans des doctrines
que nous combattons sont eux-mêmes obligés de faire.

---

(1) Hasta aquí no ha descubierto la comision otra cosa
que la posibilidad de haber sido importada ó reproducida. ¿Y
porque no habra podido ser creada en esta plaza por causas
topicas y constitucionales? A la verdad aunque la comision se
incline á creer tambien posible esto último, no se atreve á fixar
su opinion en el particular.

Dictamen arriba citado, p. 4.

(2) *Historia de la Epidemia padecida en Cadiz el año de
1810*, p. 68.

(3) No hay la menor duda de que la actual (la fièvre jaune
qui régnait à Carthagène le 10 août 1811, lorsque M. Furió
écrivait), que por disgracia padece este desconsolado pueblo, no
ha venido de fuera de el.

Metodo curativo de la fiebre amarilla, etc., posdata.

Nous les avons cités de préférence à toute autre autorité, pour qu'ils ne paraissent point suspects à M. de
Boisbertrand ; et, dans la même vue, nous y avons
joint le texte de leur discours.

De sorte que, bien que MM. les contagionistes ne
soient point difficiles sur les moyens d'introduction de
la fièvre jaune dans la péninsule espagnole, ainsi
que nous l'avons vu, ils ont été néanmoins, dans bien
des cas, forcés d'y renoncer et d'attribuer l'apparition
de la maladie dans tel ou tel endroit, soit à des causes
locales, soit à de prétendus germes de contagion
restés dormants des épidémies antérieures, suivant les
uns, dans les maisons, les effets et les hardes, et d'a-
près les autres, dans l'économie même des sujets.
C'est ainsi, par exemple, que M. le docteur Pariset
nous assure très-positivement que *l'aptitude du
germe contagieux à se conserver dans les organi-
sations, est réelle* (1). Ce médecin pense même que *le
germe contagieux de la fièvre jaune ainsi reçu et
caché dans un ou plusieurs sujets peut, dans une or-
ganisation molle, humide et peu propre à en ressen-
tir l'impression, franchir plusieurs années de suite
sans se décomposer* (2) ; idée vraiment heureuse
au moyen de laquelle on n'est jamais embarrassé.
C'est à cette cause qu'on a attribué l'origine de la
fièvre jaune qui régna, en 1801, à Séville, à Cadix
et à Médina-Sidonia ; en 1804, à Malaga (3) et à

(1) *Observations sur la fièvre jaune*, p. iv.
(2) Ouvrage cité, p. 106 ; et p. 95, dans la note.
(3) Arejula, *Breve descripcion de la fiebre amarilla*, p. 448.

(23)

Cadix (1); en 1811, à Murcie; et en 1820, à Cadix (2) et à Xérès de la Frontera (3).

Il est digne de remarque que, cette dernière année, la maladie se montra à Xérès, qui n'est point un port de mer, et où par conséquent les bâtiments n'arrivent pas, douze ou treize jours avant de se manifester à Cadix vers la fin d'août (4). Il n'est pas non plus inutile de dire qu'il ne vint à cette époque aucun bâtiment, auquel l'importation de la fièvre jaune pût être attribuée. Aussi les partisans de cette doctrine gardèrent-ils le silence, comme le remarque le célèbre Robert Jackson, qui était alors sur les lieux (5).

Il me serait facile d'accumuler ici les faits et les autorités contre la prétendue origine exotique de la fièvre jaune; mais le peu que je viens de dire suffira sans doute pour faire voir à M. de Boisbertrand que cette maladie a régné maintes fois épidémiquement en Europe, sans que les plus ardents contagionistes aient pu en attribuer l'origine à aucun bâtiment venant d'Amé-

(1) Mellado, *Historia de la epidémia padecida en Cadiz, etc.*, p. 67.

(2) Mellado, *en el periodico de la Sociedad medico-quirurgica de Cadiz*, t. I°, p. 287.

(3) M. le docteur Pariset prétend que la fièvre jaune fut importée de la Havane à Cadix cette année-là, mais qu'à Xérès elle fut la suite de celle de l'année précédente.
Observations sur la fièvre jaune, p. IV.

(4) Voyez le *Diario mercantil* de Cadix, du 29 et du 30 août 1820, et du 2 de septembre de la même année.

(5) *Remarks on the epidemic yellow fever which has appeared at intervals on the south coasts of Spain, etc., by Robert Jackson, M. D.*

rique. Nous avons cependant vu que ces Messieurs ne sont pas très-difficiles en fait de preuves.

Mais que pensera cet honorable Député, quand il saura qu'il ne se passe presque pas d'année sans qu'on observe la fièvre jaune d'une manière sporadique à Cadix et dans la plupart des autres villes du midi de l'Espagne, et que c'est un fait attesté par les médecins les plus éclairés, les plus dignes de foi, et en même temps les plus zélés contagionistes de ce pays?

Suivant M. le docteur Vilches, depuis l'année 1800 il y a, presque tous les ans, des cas sporadiques de fièvre jaune dans la ville de San-Fernando : il y en eut même un bien marqué, m'a-t-il dit, en 1823, lorsque cette place était bloquée par les Français.

Le proto-medico de Cadix, M. le docteur Florez-Moreno, m'écrivait le 11 février 1824 : « Il ne s'est « guère passé d'année qui n'ait fourni des cas spora-« diques de fièvre jaune qui ne sont point devenus « épidémiques » (1).

Le docteur don Juan Arejula m'a confirmé le même fait à Madrid, à Séville et à Cadix; mais laissons parler sur ce sujet son élégant interprète, M. le docteur Pariset; il s'exprime ainsi : « Outre quelques exemples « épars de cette fièvre (fièvre jaune), que M. Arejula « m'a dit avoir vus à Cadix en 1784, 1790 et 1792, « dernière année où deux sujets, pris de vomissement « noir, furent guéris sous ses yeux, il m'a assuré que « sa petite fille, enfant âgée de cinq ans, est morte de

(1) Raro es el año que no se ha observado tal qual caso es-poradico de la fiebre amarilla sin haberse constituido epidemica. (Voir son document.)

« la fièvre jaune, en trois jours ; et cela, dans le mois
« de juillet ou d'août de l'année 1817, c'est-à-dire, à
« une époque où, depuis quatre ans, Cadix était dé-
« livré de toute épidémie : il n'y avait plus de conta-
« gion ; la petite fille n'avait communiqué avec per-
« sonne ; d'où l'on serait forcé de conclure qu'au moins
« cette fois la fièvre avait été spontanée, et que l'opi-
« nion qui rejette comme impossibles tous les cas de
« cette espèce est au moins trop absolue » (1).

Après avoir rapporté deux autres faits de ce genre,
qui lui furent communiqués par M. le docteur Piguillem, de Barcelone, M. Pariset ajoute : « En négligeant
« donc tous les exemples équivoques, le seul exemple
« donné par la petite fille de M. Arejula prouverait que
« la fièvre jaune peut être sporadique et spontanée en
« Espagne » (2). « Je ne dirai point, continue-t-il, que
« la fièvre jaune européenne soit ou ait jamais été
« endémique en Andalousie ; mais il m'est permis de
« dire qu'elle est sporadique » (3).

MM. les docteurs don Carlos Ameller et don José
Coll m'ont également assuré avoir fréquemment observé des cas sporadiques de fièvre jaune à Cadix. Le
premier de ces médecins vit dans cette ville un cas de
cette fièvre bien caractérisé dès le mois de juin de
l'année 1800, c'est-à-dire bien avant l'arrivée du navire
le Dauphin, qu'on accusa d'y avoir introduit la maladie.

Enfin je pourrais, s'il était nécessaire, produire ici
cent autres témoignages, pour prouver l'existence spo-

---

(1) *Observations sur la fièvre jaune,* p. 104.
(2) Même ouvrage, p. 105.
(3) Même ouvrage, p. 106.

radique de la fièvre jaune dans le midi de la péninsule Ibérique. Le docteur Bally lui-même viendrait joindre son autorité à celle des médecins espagnols, pour établir ce fait important (1).

Ainsi, en disant que la fièvre jaune ne s'est montrée nulle part en Europe qu'après l'arrivée des vaisseaux partis d'Amérique, M. de Boisbertrand a émis une assertion tout-à-fait erronée. Voyons si ce qui suit est plus exact.

Cet habile administrateur dit qu'une fois introduite en Espagne, la fièvre jaune a pénétré par contagion dans l'intérieur du pays, *à vingt et vingt-cinq lieues du prétendu foyer d'infection, et dans des localités où il n'existait aucune cause d'infection.* Quant à moi, qui ai examiné avec le plus grand soin ces localités, je suis pleinement convaincu qu'elles présentaient au contraire des causes d'insalubrité bien évidentes, et je prends pour preuves de mon assertion les six points les plus éloignés de la côte où la fièvre jaune a régné d'une manière épidémique dans la péninsule espagnole ; savoir : Cordoue, Espejo et Montilla, dans l'Andalousie, et Asco, Nonaspé et Mequinenza, dans la Catalogne et l'Arragon.

Suivant les médecins de Cordoue, la fièvre jaune qui régna dans cette ville en 1804 fut absolument confinée aux parties les plus basses de cette cité. « Elle « se montra d'abord, dit M. le docteur Hidalgo, dans

---

(1) Il s'exprime de la manière la plus positive sur ce sujet dans une lettre datée de Carthagène, le 27 octobre 1805, et adressée au docteur Martorell, alors à Totana, dans le royaume de Murcie.

« la rue d'Armonas, où il y a plusieurs fabriques de
« lin et un nombre considérable de familles, cette rue
« étant d'ailleurs malpropre et peu aérée » (1).

M. le docteur don José Mendoza, de Malaga, qui
fut envoyé à Cordoue, par le gouvernement, lors de
l'épidémie dont nous parlons, dit que le développe-
ment de la maladie y fut favorisé par des vices de localités : « Tel qu'un quartier bas dont les rues sont
« mal aérées, situé au centre de la ville, toujours sale
« et exhalant des gaz fétides, qui se dégagent des eaux
« corrompues, dont les diverses fabriques restent inon-
« dées la plus grande partie de l'année » (2).

A Espejo, le quartier de Saint-Sébastien, où la fièvre jaune fut presque entièrement bornée lorsqu'elle
parut dans ce bourg en 1804, est aussi relativement
bas, exposé au Sud, mal aéré et d'une saleté horrible,
tant à cause de sa position que par suite de l'extrême
pauvreté de ses habitants.

MM. les docteurs don José Cuello et don Joaquin
Molina, médecins pleins de lumières et de candeur,
tracent le tableau suivant du quartier de Montilla, qui

---

(1) Se notó en las partes mas bajas de este pueblo desenrol-
landose primero en la calle de Armonas, donde existen varias
fabricas de lino y un número considerable de familias, siendo
dicha calle mal limpia y poco ventilada, etc. (*Voir le document
qu'il m'a donné.*)

(2) Qual es un barrio baxo y de calles poco ventiladas en el
centro de la ciudad, imundo continuamente, y exâlando gazes
fetidos de las aguas corrumpidas de las linerias y otras fabricas
que la mayor parte de el año permanecen estancadas.

*Historia de la enfermedad contagiosa que se experimenta en
la actualidad en esta ciudad de Cordoba, etc.,* 1804, p. 24.

fut le principal siége de la fièvre jaune qui régna dans leur ville en 1804.

« Cette partie de la ville, disent-ils, est très-basse. « Elle se trouve en outre située à l'Ouest, près d'un « ravin qui reçoit les *alpéchines* (1), et les eaux stag- « nantes et corrompues de beaucoup de maisons et « de rues qui y déversent. Presque toutes les rues de « ce quartier, continuent ces médecins, sont étroites, « peu aérées; les maisons y sont petites, humides et « habitées par des malheureux qui vivent dans l'indi- « gence, etc., etc. » (2).

En 1821, les eaux de l'Èbre, qui passe devant Asco, furent si basses, que les personnes les plus âgées disent ne les avoir jamais vues à un tel point. A Saragosse, les enfants de 6 à 8 ans traversaient cette rivière à gué (3). La branche occidentale de ce fleuve fut pres-

---

(1) On nomme ainsi dans le pays les eaux qui proviennent de la fabrication de l'huile d'olive.

(2) Es de advertir.... Ser aquel punto de la ciudad (celui où la fièvre jaune se montra d'abord) muy baxo, al Oeste de ella, proximo á un desaguadero que conduce alpechines, y aguas estadizas y corrumpidas de muchas calles y casas que vierten en el; que casi todas las calles de aquel punto son angostas, poco ventiladas, y sus casas pequeñas, humedas y habitadas por infelices desaseados.

Voir le document authentique que ces deux respectables mé- decins m'ont délivré en commun le 16 avril 1823.

(3) Los mas viejos de esta provincia (Arragon) declaran que no han visto jamas las aguas del rio Ebro tan baxas como en la presente estacion, de modo que muchachos de 8 y de 6 años lo pasan á vado, etc., etc.

Extrait d'une lettre que M. don Francisco Marti, colonel du génie et ingénieur en chef à Saragosse, écrivait de cette place au vénérable docteur Salva de Barcelone, le 22 septembre 1821.

que à sec vis-à-vis d'Asco, de sorte qu'il y eut en face, et à très-peu de distance de ce bourg, une vaste étendue de sol vaseux à découvert, d'où il s'élevait parfois, ainsi que des lagunes environnantes, une fort mauvaise odeur que les vents régnants portaient précisément sur la partie centrale d'Asco, où la fièvre jaune fut à peu près bornée.

Une autre circonstance qui semble prouver clairement que les causes de la fièvre jaune qui affligea ce village résidaient dans le voisinage de la rivière, c'est qu'à l'évacuation du quartier infecté, les habitants ayant eu l'imprudence d'établir leurs baraques sur le bord de l'Èbre, la fièvre jaune continua à régner parmi eux; ce qui détermina M. le docteur Carbo à faire porter immédiatement ces baraques sur le plateau de la colline, et dès-lors personne ne tomba plus malade (1).

Ce fait important doit inspirer d'autant plus de confiance à M. de Boisbertrand, qu'il se trouve consigné dans le rapport officiel de MM. Bally, François et Pariset, auxquels M. Carbo écrivait en parlant de son voyage à Asco: « Un fol empressement avait fait placer « les baraques sur les bords de l'Èbre; je les fis en- « lever et porter sur une hauteur; dès ce moment per- « sonne ne mourut » (2).

J'ajouterai à ce que je viens de dire, qu'indépendamment de sa situation qui l'exposait à l'action di-

(1) Desde que estan en practica las disposiciones que prescribí á los de Asco, no ha caido ningun enfermo.

Voyez la lettre que ce médecin écrivait au président de la junte supérieure de santé de la province, de Mora-la-Nueva, le 29 octobre 1821.

(2) *Hist. méd. de la fièvre jaune*, etc., p. 61.

recte des émanations des bords de l'Èbre, la partie d'Asco qui fut le siége de la fièvre jaune en 1821, se compose de rues petites, sales, étroites, tortueuses et très-mal aérées, circonstances qu'on a toujours considérées comme favorables à la formation d'un foyer d'infection.

Les causes d'insalubrité qui se faisaient remarquer à Asco, en 1821, existaient à un bien plus haut degré à Mequinenza, village situé dans un fond d'environ 600 pieds de profondeur au confluent de la Sègre et de l'Èbre. Elles y étaient surtout accrues par une plus forte chaleur et par le défaut de ventilation, qui résultent de la situation même de l'endroit. Aussi la fièvre jaune fut-elle beaucoup plus meurtrière à Mequinenza qu'à Asco, et surtout qu'à Nonaspé.

Ce dernier village, qui, comme Mequinenza, appartient à l'Arragon, est situé un peu au-dessus du confluent des rivières Algase et Mataraña. Les rues y sont en général étroites, tortueuses et fort sales, et les maisons y sont des plus misérables que j'aie vues en Espagne. Les fièvres intermittentes et rémittentes sont extrêmement communes dans ce bourg, surtout dans sa partie basse; ce fut aussi là que l'épidémie de 1821 se fit particulièrement sentir, suivant le rapport des autorités du village et du chirurgien don Matias Monpel. Les causes d'insalubrité étaient cependant moins évidentes à Nonaspé qu'à Asco : aussi la maladie y présenta-t-elle des caractères moins tranchés que dans ce dernier bourg.

Il reste donc clairement démontré, par ce qui précède, qu'il existait, nonobstant l'opinion contraire de M. Boisbertrand, des causes locales d'infection à Cordoue, Espejo, Montilla, Asco, Nonaspé et Mequinenza, lorsque la fièvre jaune s'est montrée dans ces divers endroits, soit en 1804, soit en 1821.

Suivant M. le Directeur-général, la juste défiance qu'inspire ce qu'il appelle *la bizarre théorie de l'infection* augmente encore quand on compare les effets de la fièvre jaune abandonnée à elle-même, avec les effets du même fléau combattu par les mesures sanitaires, comme il l'a été au port du Passage et à Marseille. Nous allons voir que l'efficacité de ces mesures n'a pas été aussi grande que le pense M. le Commissaire du Roi, qui, tout en cherchant à combattre la théorie de l'infection, vient, au contraire, la corroborer de faits extrêmement remarquables.

« Au port du Passage, dit-il, la fièvre jaune vient
« portée par un bâtiment qui en recèle le foyer dans
« ses flancs. Ce bâtiment ayant besoin de réparations,
« on fait venir des charpentiers : à peine ces malheu-
« reux ouvriers ont-ils mis la hache dans la carcasse
« du vaisseau, qu'une odeur infecte en sort et va se
« porter jusque dans les maisons voisines du port. Les
« ouvriers tombent subitement malades ; on les rem-
« place par d'autres qui éprouvent le même sort.
« D'autres encore succèdent à ces derniers et sont
« frappés comme eux. Bientôt la maladie se répand
« dans la ville... On la voit parcourir successivement
« trois rues parallèles au port... Enfin elle se répand
« dans la campagne avec les familles qui ont quitté la
« ville ; et elle ne s'arrête que devant le cordon sa-
« nitaire. »

Je ferai d'abord observer que la fièvre jaune ne fut point apportée au port du Passage dans les flancs du brick *Donostierra*, ainsi que le dit M. le Directeur-général, mais seulement sa cause; ce qui est très-différent. Ce bâtiment, qui était parti de la Havane au commencement de juin 1823, perdit un matelot, le dixième jour de sa navigation (1); mais, suivant la déclaration du capitaine, cet homme ne mourut point de la fièvre jaune. Quoi qu'il en soit, depuis cet évé-nement jusqu'à la catastrophe dont parle M. de Bois-bertrand, il s'écoula plus de deux mois, et, bien qu'il y eût à bord du *Donostierra* vingt-un hommes d'équi-page et cinq passagers, on n'observa pas un seul malade parmi ces vingt-six individus. Plusieurs centaines de per-sonnes qui allèrent à bord de ce bâtiment après son arrivée au port du Passage, et qui eurent des com-munications directes et multipliées avec l'équipage, avec les passagers et avec les marchandises, jouirent également de la plus parfaite immunité. D'où l'on doit conclure que la cause de la maladie ne résidait ni dans les personnes, ni dans leurs effets, ni dans les marchandises. Où se trouvait-elle donc? dans la cale même du bâtiment; et c'est quand on ouvre à coups de hache cette nouvelle boîte de Pandore, qu'*une odeur infecte en sort et va se porter jusque dans les maisons voisines du port.*

Mais qui avait pu infecter ainsi la cale du brick *Donostierra?* Ce ne sont pas, à coup sûr, les personnes qui étaient à bord; car, outre qu'elles n'avaient pas éprouvé la fièvre jaune durant la traversée, elles ne logeaient point à fond de cale, mais bien dans la

---

(1) *Relation historique de la fièvre jaune qui a régné au port du Passage en 1823, par M. le docteur Audouard*, p. 5.

chambre et dans l'entre-pont; et nous avons vu que
la fréquentation de ces diverses parties du bâtiment
n'a été suivie d'aucun résultat fâcheux. D'où il suit
que l'odeur infecte dont parle M. le Commissaire du
Roi n'était point due à de prétendus miasmes contagieux exhalés par des individus atteints de la fièvre
jaune, mais bien à des substances putréfiées, c'est-à-
dire à un véritable foyer d'infection, qui, mis tout-
à-coup à découvert, a agi avec d'autant plus de
violence, qu'il avait été plus étroitement renfermé;
ainsi, tout en niant l'infection, M. de Boisbertrand
nous en fournit, sans s'en douter, un des cas les
plus concluants.

La fièvre jaune, une fois développée au port du
Passage, s'y est-elle propagée par contagion? M. le
Directeur-général l'affirme sans hésiter; mais je puis
assurer qu'il est encore ici complètement dans l'erreur.
Il dit que *la maladie se répandit bientôt dans la
ville;* tandis que sur deux cent dix maisons dont se
compose le bourg du Passage, d'après le calcul de M.
le docteur Jourdain (1), qui fut envoyé sur les lieux par
son Exc. le Ministre de la guerre, il n'y eut des cas
de fièvre jaune, malgré la liberté des communications,
que dans trente et quelques (2), toutes situées à très-
peu de distance du bâtiment infecté, et sous l'influence

(1) Voyez son Mémoire sur la maladie qui a régné au port
du Passage, dans le *Journal général de médecine*, t. LXXXVI,
pag. 225 et 231.
(2) M. Arruti, *Tratado de la fiebre amarilla, etc.*, pag. 12;
— M. Jourdain, *loco citato;* — M. Audouard, *Relation historique de la fièvre jaune du Passage*, pag. 33.

3

directe des émanations qui en provenaient. Les personnes qui, après avoir contracté la fièvre jaune à bord du *Donostierra* ou dans son voisinage, allèrent mourir ailleurs, ne la communiquèrent à qui que ce fût, pas même à ceux qui leur donnèrent les soins les plus assidus (1).

M. de Boisbertrand ajoute qu'on VIT LA FIÈVRE JAUNE PARCOURIR SUCCESSIVEMENT TROIS RUES PARALLÈLES AU PORT. Il faut convenir que ceux qui virent une pareille chose furent bien clairvoyants; car, suivant le témoignage de MM. Audouard, Jourdain, Arruti et Montès, le bourg du Passage « n'a qu'une « seule rue fort étroite qui sépare deux files de maisons, « dont l'une est appuyée contre la montagne, et « l'autre baignée par les eaux de la mer » (2). Ainsi,

---

(1) On a prétendu que M. Samson Ouin, chirurgien-major du 41e de ligne, et les deux fossoyeurs de l'endroit, avaient contracté la fièvre jaune par le maniement des cadavres, attendu qu'ils demeuraient loin du quartier où régnait cette maladie. Mais on a sans doute oublié que leurs fonctions les appelaient très-fréquemment dans le foyer d'infection : le premier, pour y visiter les malades; et les autres, pour enlever les cadavres; et que leur séjour temporaire dans cet endroit était plus qu'il n'en fallait pour s'infecter.

(2) M. Audouard, ouvrage cité, p. 2.

Suivant M. Jourdain, « le quartier de Saint-Jean où la fièvre « jaune a régné, n'est formé que par une rue bâtie sur l'espace « resserré entre la baie et les montagnes de l'Est. » (Ouvrage cité, p. 225.)

D'après M. Arruti, « El barrio de San Juan consta de solo « una calle de inflexion colocada al pie muy escarpado del « monte. » (Ouvrage cité, p. 2.)

Suivant M. le docteur Montès, « El barrio de San Juan, que

non-seulement il n'y a point trois rues parallèles au port du Passage, comme l'affirme M. de Boisbertrand ; mais il y a de plus impossibilité qu'elles y existent, à moins qu'on ne veuille les établir sur pilotis, ou bien sur la pointe des rochers.

Rien n'est plus commode assurément que d'improviser ainsi des rues pour y faire ensuite voyager la fièvre jaune à son gré, et conclure de ses pérégrinations fictives, qu'elle est une maladie éminemment contagieuse ; mais de pareils moyens prouvent toute la fausseté du système en faveur duquel on les emploie.

Je suis d'ailleurs loin d'accuser l'honorable Député que je combats d'être l'auteur de pareilles fictions ; je veux seulement lui prouver que ceux qui lui ont fourni les documents sur lesquels il a rédigé son discours ne sont guère dignes de sa confiance, et que ce n'est point en puisant à des sources aussi infidèles qu'on peut servir la cause de la vérité.

Voyons maintenant si M. le Directeur-général a été plus exact en disant que : « LA MALADIE SE RÉPAND « DANS LES CAMPAGNES AVEC LES FAMILLES QUI ONT « QUITTÉ LA VILLE, ET QU'ELLE NE S'ARRÊTE QUE DE- « VANT LE CORDON SANITAIRE. »

Suivant M. le docteur Arruti, qui était sur les lieux, au fort de la maladie, lorsqu'on voulut établir ce cordon : « Il sortit du bourg du Passage environ trois mille « personnes (1) avec leurs meubles et leurs hardes. Il

« es el que ha sufrido la epidemia, esta situado entre una playa « maritima y un monte muy elevado á cuya falda misma se hallan « edificadas las casas. » (*Mémoire manuscrit déposé aux archives de l'académie de médecine pratique de Barcelone.*)

(1) La plupart étaient des réfugiés de Saint-Sébastien.

3.

« sortit des convalescents de la maladie que l'on cher-
« chait à isoler ; et l'on découvrit par la suite que plu-
« sieurs individus, éludant les mesures sanitaires, étaient
« sortis sans patente de santé, emportant même du
« linge des maisons où il y avait eu des morts. Non-
« obstant cela, poursuit M. Arruti, il n'y eut pas un
« seul cas de fièvre jaune à la campagne ; et si quelques
« personnes furent victimes de cette maladie à Loyola,
« à Renteria, et dans d'autres endroits, c'est qu'elles
« l'avaient contractée dans le foyer d'infection (1). »

« Si cette maladie eût été contagieuse par le simple
« contact individuel, ajoute un peu plus loin M. le
« docteur Arruti, qui aurait pu en arrêter les progrès ?
« Aucune puissance humaine ; car les effets des malades,
« les convalescents et les personnes qui avaient eu le
« plus de communications avec les individus atteints de
« la fièvre jaune, se portèrent à l'établissement du cor-
« don, vers Saint-Sébastien, Saint-Jean-de-Luz, Bayonne
« et d'autres points (2). »

Au rapport de M. le docteur Audouard : « Des char-
« pentiers qui avaient travaillé au *Donostierra*, le
« docteur Zubeldia (3) et son fils, les époux Olasagasti,
« la femme Celaraïn et sa domestique, et deux soldats,
« qui moururent hors du cordon et dans des maisons
« de campagne séparées de toute autre habitation, ne

---

(1) Sin embargo en el campo no hubo la menor novedad, y
si algunos han perecido en Loyola, Renteria y otras partes, ha
sido por haber recibido la enfermedad en el foco de la infec-
cion. (*Ouvrage cité*, p. 75.)
(2) Ouvrage cité, p. 80.
(3) C'est le médecin incrédule dont parle M. de Boisbertrand.

« communiquèrent rien aux personnes qui s'en appro-
« chèrent (1). »

M. le docteur Jourdain déclare positivement qu'il n'y
eut dans la fièvre jaune du Passage aucun exemple de
transmission de cette fièvre de l'homme malade à l'individu sain, malgré les contacts les plus répétés et les
plus immédiats. M. le docteur Montès, qui fut envoyé
sur les lieux par la junte provinciale de Guipuzcoa, dit
absolument la même chose.

Ces auteurs rapportent (2), entre autres preuves de
non contagion, que Josepha Joaquina Gorostiaga, vivement frappée de la maladie dès son début, continue
d'allaiter son enfant le premier jour, sans qu'il ait rien
éprouvé; et que Maria Murillos, atteinte de la fièvre
jaune, allaite également son enfant de cinq mois durant
tout le cours de sa maladie, sans qu'il ait souffert la
moindre incommodité.

Il reste donc évidemment démontré par les faits que
je viens d'indiquer, et que l'on trouvera détaillés dans
les divers écrits cités précédemment, 1° que la fièvre
jaune ne fut point propagée par contagion dans le
bourg du Passage en 1823; 2° qu'elle ne se répandit
point dans les campagnes et les villages environnants;
3° enfin, que sa non propagation par contagion, tant
à la ville qu'à la campagne, ne fut point le résultat
des prétendues mesures sanitaires, comme l'affirme
M. le Directeur-général. Passons à un autre fait.

Je me plais à payer, avec M. de Boisbertrand, un
juste tribut d'éloges au zèle de MM. les membres de

---

(1) Ouvrage cité, p. 40.
(2) Dans les ouvrages cités.

l'intendance sanitaire de Marseille, qui, presque tous
négociants, sacrifient en effet journellement à leurs devoirs des intérêts immenses : mais je ferai observer en
même temps que le zèle qui s'exerce d'après un principe erroné que l'on croit juste, devient d'autant plus
dangereux qu'il est plus ardent; et c'est précisément
le cas de l'intendance sanitaire de Marseille pour ce
qui regarde la fièvre jaune, ainsi que je le prouverai
ailleurs par des faits qui me sont personnels. Mais re-
venons à notre sujet.

« A Marseille, dit M. le Commissaire du Roi, la
« fièvre jaune est immédiatement renfermée dans le
« lazaret; ELLE ATTAQUE VINGT- CINQ PERSONNES QUE
« LE SERVICE DE L'ÉTABLISSEMENT MET EN COMMUNI-
« CATION OBLIGÉE AVEC LES MALADES; mais elle ne
« peut en franchir les limites. »

Voilà certes, dira-t-on, une terrible preuve de contagion! Si le fait était vrai, c'en serait en effet une
très-forte; mais qu'on se rassure: M. le Directeur-général a été encore ici très-mal informé. AUCUNE des
nombreuses personnes qui furent employées auprès des
malades de la fièvre jaune dans le lazaret de Marseille,
en 1821, ne contracta cette maladie. Ce fait très-im-
portant est constaté par des pièces officielles manu-
scrites et imprimées dont l'authenticité ne saurait être
révoquée en doute par qui que ce soit; et ce qu'il y a
de fort remarquable, c'est que ces pièces n'existent pas
seulement à l'intendance sanitaire de Marseille, mais
qu'elles se trouvent aussi à Paris, et, qui plus est, au
ministère de l'Intérieur et dans les bureaux même de
M. de Boisbertrand; de sorte que si cet administrateur

eût été moins prévenu, il n'avait qu'à regarder dans ses propres cartons pour connaître la vérité (1).

Non-seulement la fièvre jaune ne s'est point montrée contagieuse au lazaret de Marseille en 1821, comme le dit M. le Directeur-général ; mais elle y a au contraire présenté les preuves de non contagion les plus évidentes, ainsi qu'on va le voir.

Le capitaine danois L. C. Mold, commandant le brick *Nicolino*, partit de Malaga sur son lest le 26 août 1821, ayant à bord un matelot malade, et fit voile pour Marseille. Ce matelot mourut le 29 du même mois, après dix jours de maladie, *suites de l'ivresse et de la fatigue*, suivant la déclaration du capitaine, et son cadavre fut jeté à la mer, ainsi que les matelas et les hardes qui lui avaient servi pendant sa maladie.

Le 1er septembre, un autre matelot du *Nicolino* se sentit indisposé ; il fut traité par son capitaine, et se rétablit dans la traversée.

Ce bâtiment arriva au port de Pomègue le 7 du même mois ; le 8, le capitaine en fit ouvrir les écoutilles ; et, suivant M. le docteur Robert, l'un des médecins du lazaret, *la vapeur délétère qui s'en exhala répandit à l'instant la contagion sur les bâtiments qui étaient à ses côtés* : de sorte que, du 11 septembre au 10 octobre suivant, vingt-cinq individus appartenant à six bâtiments qui se trouvaient en quarantaine tout près du *Nicolino* furent atteints d'une maladie que les médecins du lazaret de Marseille disent être

_____

(1) Il y aurait trouvé la correspondance de l'intendance sanitaire de Marseille sur les cas de fièvre jaune dont il s'agit, plus le Rapport officiel imprimé des médecins du lazaret.

identique à la fièvre jaune d'Amérique, et à laquelle quinze succombèrent.

Ces malades furent admis au lazaret, où l'on apporta aussi trois cadavres de Pomègue et quelques convalescents, et placés dans de petites chambres qui se trouvent dans la plus mauvaise situation de ce vaste établissement. Ils furent soignés par à peu près autant de gardes de santé, qui, de plus, enterrèrent les morts, et par M. Barral, jeune chirurgien plein de zèle, qui fit deux ouvertures de cadavres, et se blessa même à un doigt dans l'une de ces opérations (1). Malgré cela, tout en disant que la contagion de cette fièvre fut si évidente « qu'elle ne pourrait être niée que par un « vain esprit de système, ou par la mauvaise foi la « plus insigne (2), » M. le docteur Robert est forcé de convenir que « la maladie ne s'est communiquée à « aucun individu du lazaret (3). » Ainsi voilà une trentaine de personnes qui ont eu des communications directes et répétées avec les malades et les morts dans de fort petites chambres et dans la plus mauvaise localité du lazaret, et qui néanmoins ont joui de la plus parfaite immunité, sans en excepter la femme de Dominique Lempraye, qui vint s'enfermer dans cet établissement pour y soigner son mari.

Après des faits aussi positifs et aussi notoires, com-

---

(1) Je tiens ce fait de M. Barral lui-même, ainsi que de M. le docteur Robert. C'est sans doute par oubli que ce dernier n'en a point fait mention dans le rapport officiel précité qu'il a publié sur cette maladie.

(2) *Observations sur la fièvre jaune importée de Malaga à Pomègue et au lazaret de Marseille*, etc., p. 102.

(3) Même ouvrage, p. 111.

ment M. de Boisbertrand a-t-il pu dire que la fièvre jaune, renfermée dans le lazaret de Marseille, *attaque vingt-cinq personnes que le service de l'établissement met en communication obligée avec les malades!*

Si la maladie n'a point franchi les limites du lazaret, je ne pense pas avec M. le Directeur-général, que ce soit par suite des mesures prises par l'intendance sanitaire; mais bien parce qu'elle n'est nullement contagieuse; et ce n'est point sur des théories que je fonde mon opinion, mais bien sur des faits incontestables observés à Marseille même.

Le 9 août 1802, arriva dans ce port le navire américain *la Colombia*, venant de Providence dans l'état de Rhode-Island. Après dix jours de quarantaine, son équipage paraissant jouir d'une bonne santé, on lui permit de communiquer avec la terre. Mais le jour même de sa sortie de quarantaine, M. le docteur Segaud, l'un des médecins les plus distingués de Marseille, fut appelé pour visiter le capitaine en second de ce bâtiment, et à compter de ce jour au 12 octobre suivant, sur quatorze hommes d'équipage, *la Colombia* eut sept malades de la fièvre jaune bien caractérisée, dont six furent victimes; savoir: trois dans des maisons particulières, en ville, et trois autres au lazaret. Le septième fut admis dans cet établissement où sa maladie eut une terminaison heureuse. L'autopsie des cadavres des quatre dernières victimes eut lieu en présence de tous les médecins qui avaient fait partie des diverses consultations pour ces malades, et l'on rencontra sur tous *les lésions pathologiques propres à la fièvre jaune.*

« Pendant tout le temps que dura cette épidémie
« locale, dit M. le docteur Segaud, qui, suivant ses
« propres expressions, fut témoin oculaire et acteur
« principal, aucune des personnes qui eurent des com-
« munications directes avec les malades, ne contracta
« la maladie. Ainsi les médecins qui visitèrent les ma-
« lades, les infirmiers qui les soignèrent, tant en ville
« qu'au lazaret, et les chirurgiens qui firent l'ouverture
« des cadavres, tout le monde jouit d'une bonne santé
« durant et après l'épidémie. Ces faits, ajoute-t-il,
« pourraient, au besoin, être attestés par plus de dix
« mille témoins de notre population de 1802 » (1).

M. le docteur Robert dit également « que la maladie
« se borna aux seuls matelots de l'équipage de *la Co-
« lombia*, et qu'elle ne se communiqua à aucun indi-
« vidu de la ville, pas même à ceux qui avaient été
« en communication avec les malades avant ou après
« leur mort (2). »

Ainsi voilà deux médecins qui, bien qu'entièrement
opposés d'opinions sur la prétendue contagion de la
fièvre jaune, sont néanmoins d'accord sur la non propagation de celle qui eut lieu à bord de *la Colombia*,
en 1802. M. le docteur Louis Valentin, qui le premier
nous a fait connaître la fatale maladie dont ce bâtiment
fut le foyer, atteste également sa non contagion (3).

---

(1) Voir l'*Observateur des sciences médicales*, recueil inté-
ressant, que rédige un médecin distingué de Marseille, M. le
docteur Roux, secrétaire-général de la Société royale de
médecine de cette ville, 5e année, p. 33.

(2) *Observations sur la fièvre jaune, etc.*, p. 83.

(3) Voyez son *Traité de la fièvre jaune d'Amérique*, p. 124.

D'après ces faits incontestables, qui prouvent évidemment que la fièvre jaune ne s'est point propagée dans la ville de Marseille, en 1802, bien que plusieurs personnes y aient été victimes de cette maladie, n'est-il pas plus que probable qu'il en eût été de même en 1821, si au lieu de conduire les malades de Pomègue au lazaret, on les eût disséminés par toute la ville, sans en excepter les vieux quartiers ? Ainsi, tout en rendant justice aux bonnes intentions de MM. les membres de l'intendance sanitaire de Marseille, nous pouvons, ce nous semble, nous dispenser de les regarder comme les sauveurs de la France dans cette circonstance.

Suivant un rapport des médecins et chirurgiens du lazaret de Marseille, il mourut en 1804, dans cet établissement, six personnes de la fièvre jaune, dont les cadavres furent ouverts par le chirurgien quarantenaire, sans qu'il y eût un seul exemple de contagion. Ces malades provenaient tous de divers bâtiments danois et suédois, récemment arrivés dans ce port (1).

Indépendamment des divers cas de fièvre jaune dont nous venons de parler, qui eurent évidemment leur source à bord des bâtiments, les médecins de Marseille ont aussi observé un certain nombre de cas sporadiques de cette maladie bien caractérisée, qui ont pris naissance dans leur ville même, et qui, malgré l'absence de toute mesure de précaution, ne se sont montrés con-

___

(1) Voir les *Observations sur la fièvre jaune, etc.*, pag. 92 et suivantes.

Voyez ce que M. le docteur Robert dit aussi à la page 195 du *Guide sanitaire*, sur la non propagation de cette maladie.

tagieux chez aucun malade. Ce fait important m'a été
attesté par la plupart des praticiens les plus recommandables de cette populeuse cité.

M. le docteur Robert lui-même, tout en soutenant
que l'établissement sanitaire de Pomègue et de Raton-
neau, est le seul palladium qui puisse préserver Marseille de la fièvre jaune (1), dit qu'en 1811, « pendant
« un été excessivement chaud, il eut occasion d'observer
« pour la première fois quelques exemples d'une fièvre
« jaune sporadique, qui fit dans cette ville onze victi-
« mes (2). » Il assure que ces malades « n'ont jamais
« communiqué la maladie à leurs gardes, ni aux mé-
« decins qui leur donnèrent des soins (3). Il paraît
« bien reconnu, ajoute l'auteur de la *Mégalanthro-*
« *pogénésie*, que la fièvre jaune peut se développer
« spontanément et sans la préexistence d'aucun germe
« contagieux sous différentes latitudes méridionales (4)..
« Je pense, dit-il encore, et l'exemple que j'ai donné
« de la fièvre jaune sporadique qui a éclaté à Mar-
« seille en 1811, après que le thermomètre se fut élevé
« à 27 degrés et demi, prouve qu'il ne faut qu'une
« haute température pour la faire naître spontanément,
« sans aucun principe de contagion antérieure (5). Il
« paraît encore généralement constaté, poursuit M. le

---

(1) *Observations sur la fièvre jaune importée à Pomègue, etc.*,
p. 111.

(2) *Guide sanitaire des gouvernements européens*, p. 105.

(3) Même ouvrage, p. 101.

(4) Ouvrage cité, p. 143.

(5) Même ouvrage, p. 145.

« docteur Robert, que cette fièvre, lorsqu'elle est spo-
« radique en Europe, n'est point contagieuse (1). »

Ainsi M. le Directeur-général peut voir, par ce qui
précède, que non-seulement la fièvre jaune ne s'est

---

(1) Même ouvrage, p. 144.

Nota. En me faisant l'honneur de me citer dans le *Guide sanitaire des gouvernements européens* (p. 266), M. le docteur
Robert est tombé dans plusieurs graves erreurs, très-involon-
taires sans doute, puisqu'il nous informe, dans son introduction, que sa devise est *conscience et vérité*. Il dit, par exemple,
que « J'oppose au système de mes adversaires un argument
« que je crois irréfutable; que je pense que la fièvre jaune étant
« une maladie *sui generis*, et n'ayant point de principe conta-
« gieux dans les îles, elle ne peut jamais en acquérir sur le con-
« tinent. » Eh bien, j'ai l'honneur d'assurer M. le docteur Robert
que je n'ai jamais pensé, jamais dit, ni jamais écrit, que la fièvre
jaune fût une maladie *sui generis*. Je ne la regarde au contraire
que comme le maximum des fièvres dites bilieuses, ou comme
une gastro-entérite des plus intenses; et je suis charmé d'avoir
cette communauté d'opinions de plus avec l'auteur du *Guide
sanitaire*.

J'affirme en outre que M. le docteur Robert n'a pas été plus
exact lorsqu'il a dit « qu'on sait que le docteur Chervin n'a été en
« Espagne, comme il avait été précédemment dans les îles, que
« dans la seule intention d'y trouver des preuves contre la con-
« tagion, et que les auteurs qu'il a consultés peuvent n'avoir
« pas toujours été véridiques, ni très-impartiaux (pag. 268). »
En Espagne comme en Amérique, j'ai recueilli partout avec la
plus grande impartialité des documents des médecins de toutes
les opinions.

Je ne ferai qu'une remarque au sujet des passages que je
viens de citer : c'est que, si M. le docteur Robert n'a pas été
plus d'accord avec sa devise dans le reste de son livre que dans
ce qui me concerne, son ouvrage sera, à coup sûr, un bien mauvais guide pour les gouvernements européens!

point propagée dans le lazaret de Marseille, comme il le dit, mais qu'il en a été de même dans la ville toutes les fois qu'elle y a pris naissance, ou qu'elle y a été importée, comme dans le cas de *la Colombia*. Il peut voir en outre, par le témoignage de M. le docteur Robert, qui ne saurait lui être suspect, combien il a erré quand il a dit que « la fièvre jaune ne s'est montrée « nulle part en Europe qu'après l'arrivée des vaisseaux « partis d'Amérique. »

M. de Boisbertrand demande ensuite : « Qu'est-ce « que c'est qu'un foyer d'infection qui passe les mers « pour aller s'établir partout où le bâtiment aborde ; « qui, déposé en quelque sorte à Barcelone, se transporte « successivement à Sans, à Sarria, au Xlot, à Fraga, « à Canet-de-Mar, à Salou, à Sitgès, à Asco, à No- « naspé, à Tortose, à Palma, à Mahon, à Las-Aguilas, « à Malaga, et de là à Marseille? » Cet honorable Député est encore ici dans l'erreur ; car il n'a pas plus existé de foyer d'infection que de foyer de contagion dans les sept premiers endroits qu'il cite. Toutes les personnes, sans une seule exception, qui eurent la fièvre jaune dans ces divers endroits, s'étaient préalablement plongées dans un foyer d'infection, tel que Barcelone et Mequinenza, et elles ne communiquèrent leur maladie dans aucun cas. Venons au fait (1).

_____

(1) Comme M. de Boisbertrand a puisé la plupart des erreurs dont il a entretenu ses honorables collègues, dans le rapport officiel publié par MM. Bally, François et Pariset, sous le titre d'*Histoire médicale de la fièvre jaune*, etc., je me trouve dans la nécessité de commencer dès à présent la critique de quelques points de cet ouvrage, pour pouvoir présenter une réfutation solide des assertions de M. le Directeur-général.

« Un habitant de Sans (M. Antoine Celeric), disent
« MM. les membres de la commission médicale, Bally ,
« François et Pariset, fit un voyage de cinq à six heures
« à Barcelone, et il revint avec les germes de la fièvre
« jaune. Le lendemain, il se mit au lit et mourut en peu
« de jours.... (1). A quoi nous ajoutons ce trait décisif
« sur la propriété contagieuse de sa maladie, savoir ,
« que le jour même de l'invasion, toute sa famille (il
« l'exigea) sortit de chez lui , excepté sa femme. Sa
« femme donc le soigna ; mais la fièvre jaune la saisit ,
« et fut mortelle pour elle, comme elle l'avait été pour
« lui (2), et en aussi peu de temps... Ici la maladie s'est
« évidemment communiquée » (3).

M. le docteur Audouard ajoute, de son côté, que ,
« deux jours après la mort d'Antoine Celeric, son épouse,
« qui, depuis *plus de six mois*, n'avait pas mis les pieds
« à Barcelone, s'alita et mourut de la même maladie que
« son mari » (4).

Eh bien, d'après un document authentique qui m'a
été délivré, le 16 août 1824, par M. don Fausto Vilallonga, curé de la paroisse de Sans, près de Barcelone,
M. Antoine Salarich (5), et Marie Parellada son épouse,
habitants de ce village, allaient fréquemment dans cette
ville durant l'épidémie de 1821. Ils y contractèrent
tous deux la fièvre jaune dont ils moururent chez eux ,

(1) *Histoire médicale de la fièvre jaune, etc.*, p. 50.
(2) *Histoire médicale, etc.*, p. 107.
(3) Même ouvrage, p. 50.
(4) *Relation de la fièvre jaune qui régna à Barcelone, etc.*,
p. 352.
(5) Et non *Céleric*, comme l'écrivent la commission médicale
et M. le docteur Audouard.

le mari le 1ᵉʳ octobre, et la femme le 20 du même
mois (1); mais ils ne communiquèrent leur maladie à
aucun de leurs domestiques, ni de ceux qui leur donnaient des soins, ou qui les visitaient, ni à aucun de
leurs cinq ou six enfants qui demeuraient dans la même
maison et communiquaient avec eux, ni au chirurgien
qui les visita, ni au curé M. don Fausto Vilallonga, qui
leur administra à tous deux les secours spirituels (2).

Ainsi tout est erreur dans la relation de MM. les
Commissaires et de M. le docteur Audouard, excepté la
maladie et la mort des époux Salarich. Ceux-ci furent
en libre communication avec les autres habitants de
Sans, et l'on ne vit néanmoins pas un seul cas de contagion. Pourquoi dénaturer d'une manière si étrange
des faits aussi notoires et aussi positifs?

MM. Bally, François et Pariset prétendent également
que la fièvre jaune fut propagée, en 1821, par contagion,
à Sarria, autre village dans les environs de Barcelone : « Un homme, disent-ils, se mourait de la fièvre
« jaune à Barcelone; on fit venir pour lui le docteur
« Fabregas de Sarria. Ce médecin accourut. De retour
« chez lui, il tombe malade sur-le-champ. Sa femme

(1) Ambos epidemiados de resultas de ir con frequencia á la
ciudad de Barcelona en aquel tiempo que se padecia la epidemia en dicha ciudad.

(2) No se propagó dicha enfermedad á ninguno de sus do-
mesticos asistentes, ni concurrentes, á ninguno de los cinco
ó seis hijos que vivian en la misma casa y rozaban con di-
chos epimiados ni al facultativo que les visitaba, ni tanpoco
á mi que ambos auxilié.

Nota. La signature de M. Vilallonga est légalisée par M. don
Pedro Josef Avella, vicaire-général à Barcelone.

« prend soin de lui ; elle est elle-même attaquée, et tous
« deux succombent en peu de temps. Il importe de faire
« remarquer, ajoutent MM. les membres de la com-
« mission, que cette dernière victime de la contagion,
« n'ayant point pénétré dans Barcelone, c'est-à-dire,
« dans ce qu'on se plaît à nommer le foyer d'infection,
« n'a pu, même pour les plus sceptiques, recevoir la
« maladie que de son époux » (1).

Les erreurs abondent dans ce peu de lignes. Suivant
des pièces authentiques que j'ai sous les yeux, le docteur Fabregas ne vint voir aucun malade à Barcelone,
à l'époque dont il s'agit. Il fut appelé le 8 septembre
au soir pour voir, à San-Gervasio, à un quart de lieue
de Sarria, Mme doña Ignacia Rufarta qu'il trouva
morte; mais, d'après une déclaration officielle, cette dame
n'avait point été victime d'une maladie suspecte (2).

C'est Mme Fabregas, qui fut la première attaquée
de la fièvre jaune le 9 septembre au matin, lendemain
de son mariage (3), tandis que son mari ne se sentit
indisposé que le 11 du même mois; elle mourut le 13,
et lui le 20. D'où il suit que M. Fabregas ne put communiquer à sa jeune épouse doña Francisca Negrevernis une maladie dont il n'a été atteint que trois jours
après elle.

---

(1) *Histoire médicale*, etc., p. 5o.

(2) Voici ce que M. de Cabanes, premier alcade de Barcelone, écrivait à ce sujet à la junte municipale de San-Gervasio,
le 9 de septembre 1821 : *Resultando del parte de los facultativos
que doña Ygnacia Rufarta no ha muerto de enfermedad sospe-
chosa, opina esta junta municipal que la casa en que falleció
puede quedar en entera libertad.* J'ai la pièce originale entre les
mains.

(3) *Histoire médicale*, p. 3g.

4

En disant que Mme Fabregas n'avait point pénétré dans Barcelone , MM. Bally , François et Pariset commettent encore une erreur des plus matérielles; car le curé de Sarria, M. don Francisco Collell, *certifie que « les jours qui précédèrent son mariage, Mlle Negre-« vernis avait été plusieurs fois à Barcelone»* (1).

M. le docteur don Juan Lopez certifie également que le docteur Fabregas vint à Barcelone, dans la matinée du 7 septembre, avec sa future épouse, où ils restèrent toute la journée à courir les boutiques pour acheter divers objets, mais qu'ils ne virent ni l'un ni l'autre aucun malade (2).

De sorte que même pour les moins sceptiques , M. et Mme Fabregas contractèrent, suivant toutes probabilités, leur maladie pendant leur séjour à Barcelone. Ce qu'il y a de bien certain, c'est qu'ils ne la communiquèrent à personne, pas même à ceux qui leur donnèrent des soins assidus.

Il y a plus, M. le curé de Sarria certifie, dans le do-

---

(1) Que la mencionada (doña Francisca Negrevernis), los dias immediatos á su boda habia hido varias veces á Barcelona.

Nota. La signature de M. Collell est légalisée par M. don Pedro Josef Avella , vicaire-général à Barcelone.

(2) « Certifico como : El doctor Ygnacio Fabregas, medico de Sarria , vinó el siete de setiembre de 1821 por la mañana, junto con su futura esposa, en esta de Barcelona donde estuvieron los dos todo aquel dia corrieron varias tiendas afin de comprar distintas cosas; pero ninguno de ellos vió enfermo alguno. » M. Lopez était le beau-frère de Mlle Negrevernis.

Nota. La signature de M. le docteur don Juan Lopez est légalisée par M. le marquis de La Roche-Saint-André, consul de France à Barcelone.

cument qu'il m'a donné le 1er septembre 1824, *qu'il
mourut dans ce bourg, en 1821, dix-huit personnes
de la fièvre jaune, mais aucune qui n'eût pas été à
Barcelone* (1).

M. de Boisbertrand regardera-t-il encore les faits de
Sans et de Sarria comme des preuves du prétendu
caractère contagieux de la fièvre jaune?

La commission médicale affirme ensuite « qu'on avait
« envoyé au Xlot (petit village à un tiers de lieue de
« cette capitale) les matelas de quelques malades, et
« que, le 26 octobre 1821, l'homme qui remuait et lavait
« la laine de ces matelas reçut la contagion et expira
« en peu de temps » (2). — Eh bien! il est démontré
jusqu'à l'évidence, par un document authentique qui
m'a été délivré le 16 novembre 1824 par les autorités
de Saint-Martin de Provensals, commune d'où dépend
le village du Xlot : 1° que Jacques Majoral, dont ont
voulu parler dans ce passage MM. les Commissaires,
n'avait lavé aucun matelas avant de tomber malade (3);
2° qu'il allait tous les jours à Barcelone pour y porter
les lettres qui arrivaient au cordon sanitaire, et *vice
versâ* (4), et qu'il était quelquefois trois ou quatre
nuits sans coucher chez lui, ce qui fait présumer à sa
mère qu'il les passait dans cette ville; 3° enfin, que

---

(1) Que en este pueblo, entre forasteros y vecinos del pueblo, murieron de la epidemia diez y ocho entre hombres y mu-
geres; pero ninguno que no hubiese rozado con Barcelona.

(2) *Histoire médicale*, etc., p. 86.

(3) Que no habia lavado colchon alguno antes de enfermar.

(4) Que dicho Jaime Majoral iba todos los dias á Barcelona
á llevar cartas del palenque, y *vice versâ*, etc.

4.

Paula Majoral soigna son fils Jacques les trois derniers
jours de sa maladie dans une écurie très-petite, où elle
fit ensuite une quarantaine sans éprouver la moindre
indisposition, malgré les nombreuses communications
qu'elle eut avec son fils moribond et avec son linge
qu'elle-même lava après sa mort (1). Ainsi le prétendu
cas de contagion du Xlot, invoqué par M. de Boisbertrand, est encore une nouvelle preuve bien évidente
de la non transmission de la fièvre jaune, soit par les
personnes, soit par leurs effets.

Quant aux prétendus cas de communication de la
maladie à Fraga, à Canet-de-Mar, à Salou et à Sitgès,
sur lesquels s'appuie aussi cet administrateur, je vais
y répondre avec les propres paroles de la junte supérieure de santé de Catalogne, qui, n'étant composée
que de contagionistes, devra inspirer la plus entière
confiance à M. le Directeur-général. Dans une proclamation, datée de Sparraguera le 3 septembre 1821,
cette junte s'exprime ainsi : « A Fraga, un individu
« venant de Mequinenza mourut de la maladie ; mais
« celle-ci resta isolée sans résultat ultérieur : la même
« chose a eu lieu à l'égard de quelques individus venant
« de Barcelone ou de Barcelonette, et qui ont été vic-
« times de cette maladie à Salou et à Sitgès dans le
« principe, et ensuite à Canet, à Molins del Rey et
« dans quelques autres villages (2). La maladie, con-
« tinue cette junte, n'a pas même attaqué ceux qui

(1) Sin haber sufrido la menor novedad en su salud, á pesar
del mucho roze que tubo con su hijo moribondo, y con sus
effectos que ella misma lavó despues de muerto.

(2) Elle aurait pu dire *et dans cent autres*.

« donnaient des soins aux malades, les précautions
« sanitaires convenables ayant été prises sur-le-champ
« dans tous ces endroits » (1).

Qui devons-nous croire maintenant, de M. le Commissaire du Roi, ou de la junte supérieure de santé de Catalogne?

D'un autre côté, si la maladie ne s'est point propagée à Fraga, ainsi que dans les autres endroits cités, ce n'est certes point, comme le pense cette junte, aux mesures de précautions mises en usage qu'il faut l'attribuer. Le 26 octobre 1824, la municipalité de Fraga, réunie en corps, m'assura qu'il n'y eut en 1821 qu'un seul cas de fièvre jaune dans leur ville; qu'il eut lieu sur un habitant de l'endroit récemment arrivé de Mequinenza; et que, malgré les communications qu'il eut avec diverses personnes avant qu'on l'isolât, sa maladie ne se propagea point, pas même au médecin qui lui donna des soins. M. le docteur Cortillas, médecin titulaire de Fraga, m'a certifié le même fait. Comment, d'après cela, MM. les membres de la commission médicale peuvent-ils considérer l'événement de Fraga comme un cas manifeste de contagion, et le qualifier de *grand* et d'*important* (2)?

---

(1) En Fraga, procedente de Mequinenza, falleció uno de la enfermedad, pero esta quedó aislada sin ulterior resultado : lo mismo ha sucedido respecto de algun individuo procedente de Barcelona ó Barceloneta que ha muerto de esta dolencia en Salou, y Sitgès al principio, y despues en Canet, Molins del Rey y algun otro pueblo : la enfermedad no ha atacado ni aun á los asistentes, habiendo tomado desde luego las precauciones sanitarias convenientes. Antonio Remon Zarco del Valle, presidente. — Diario de Barcelona del 3 octobre de 1821.

(2) *Histoire médicale*, etc., p. 73.

« Vers la fin du mois d'août, poursuivent MM. les
« Commissaires, le jeune Llauger, charpentier de Ca-
« net-de-Mar, se trouvant à Barcelone, fut employé
« sur le brick *le Taille-Pierre*. Attaqué de la maladie
« dans les premiers jours de septembre, il se rendit le
« 5 à Canet-de-Mar(1), chez sa mère. Le 10, il expira
« dans toutes les horreurs de la fièvre jaune. Le 12,
« sa mère (qui n'avait point été à Barcelone (2)) se
« mit au lit, et elle mourut le 15. La maison de cette
« femme, ajoute la commission, fut mise en séquestre,
« et la maladie n'alla pas plus loin; mais n'est-il pas
« évident qu'elle passa du fils à la mère, et que si le
« fils ne l'eût point apportée avec lui, jamais sa mère
« ne l'eût reçue, ni du lieu de sa demeure, ni de l'air
« qu'elle y respirait (3)?... Ce fait de contagion incon-
« testable doit donner la mesure de la confiance que
« méritent les précautions bien prises (4). »

Il est bien étonnant que MM. Bally, François et
Pariset ignorent que la femme Llauger était venue
puiser sa maladie à la même source que son fils; ce
l'est d'autant plus, que ce fait important se trouve consigné dans un rapport officiel du sous-inspecteur des
épidémies, M. le docteur don Rafael Nadal, leur ami
particulier, et, de plus, grand contagioniste. Ce médecin fut envoyé à Canet-de-Mar le 18 août 1821, pour
y prendre des renseignements sur la maladie du fils

---

(1) D'après le rapport officiel cité ci-après, Llauger arriva à
Canet-de-Mar le 7 août, à 7 heures du soir, étant déja malade.

(2) *Histoire médicale*, etc., p. 411.

(3) Même ouvrage, p. 51.

(4) Même ouvrage, p. 411.

et de la femme Llauger. Son rapport fut lu le 19 au soir à l'Académie de médecine-pratique de Barcelone, qui le transmit au chef politique de la province le 21 du même mois.

Eh bien, après avoir dit dans ce rapport que la fille Llanger, qui avait soigné son frère et sa mère pendant leur maladie, était en quarantaine d'observation, M. le docteur Nadal ajoute : « On s'est assuré par celle-ci que « la mère avait demandé l'aumône dans le port de cette « capitale (Barcelone), douze jours avant l'arrivée de « son fils, et qu'elle y était entrée dans quelques bâti- « ments de ses compatriotes » (1). Or, comme M. le docteur Bally croit que l'incubation de la fièvre jaune peut être de sept à huit mois (2), et que M. Pariset pense qu'elle peut très-bien durer plusieurs années con- sécutives (3), pourquoi la femme Llauger n'aurait-elle pas contracté cette maladie au même foyer que son fils ?

Du reste, la non contagion de la fièvre jaune à Canet-de-Mar est attestée, ainsi que nous l'avons déja vu, par la junte supérieure de santé de Catalogne, dans la proclamation précitée ; par les médecins de cette même junte ; par ceux de la junte municipale de santé de Barcelone et de l'Académie de médecine-pratique de la même ville, qui déclarent positivement, dans un rapport officiel fait en commun, que la fièvre jaune n'a

(1) Se averiguó por esta (la hija) que la madre habia por- dioseado por el puerto de esta capital doce dias antes llegar su hijo, y que habia entrado en algunos barcos de sus paysanos.

(2) *Du typhus d'Amérique, ou fièvre jaune*, p. 433.

(3) *Observations sur la fièvre jaune*, p. 106, 96 et iv.

pas montré *le moindre signe de contagion* (1), à Canet-de-Mar, chez les malades qui s'y rendirent du port
de Barcelone.

De quel poids peuvent être les assertions de MM. les
membres de la commission médicale contre les autorités que nous venons de citer? D'aucun : aussi ont-ils
eu soin, par une espèce de précaution oratoire, d'ac-
compagner leur relation des réflexions suivantes :

« Lorsque l'on raconte des faits aussi parlants aux
« partisans de l'infection, ils se récrient; ils vous de-
« mandent : Ces faits sont-ils bien avérés? les avez-vous
« vus? Ne s'apercevant pas que, dans une discussion
« quelconque, on a mauvaise grace à traiter les asser-
« tions des autres comme autant d'assertions controu-
« vées; que s'en tenir des deux parts à ce qu'on a vu,
« c'est s'interdire toute comparaison, et se fermer par
« conséquent le chemin de la vérité; qu'imputer à ses
« adversaires du mensonge ou de la crédulité, ce n'est
« pas leur répondre; et qu'enfin rejeter l'expérience de
« qui que ce soit, c'est autoriser à rejeter la sienne;
« sorte de représaille qui rompt tout. . . . .
« Où est donc la difficulté d'admettre comme réel un
« fait qui s'est reproduit des centaines de fois en Es-
« pagne depuis qu'on y connaît la fièvre jaune? En quoi
« notre crédulité à cet égard est-elle répréhensible? En

---

(1) La mas minima sospecha de contagio. *Dictamen de los
facultativos de la junta superior, de la municipal y de la aca-
demia medico-practica.*

Cette pièce importante est datée du 26 août 1821, et la
copie que je possède est dûment légalisée.

« quoi l'incrédulité de nos antagonistes est-elle si mé-
« ritoire » (1)?

Le lecteur peut juger si nous avons eu tort de ne
pas croire MM. les membres de la commission médicale sur parole, et de soumettre à un examen rigoureux les faits qu'ils avancent avec tant d'assurance.
Nous sommes d'ailleurs persuadé qu'il approuvera notre incrédulité, et qu'il la regardera même comme mé-
ritoire. Du reste, nous n'accusons point nos antagonistes
de mensonge; nous prouvons seulement l'inexactitude
complète des faits qu'ils rapportent. Voyons maintenant si M. le Commissaire du Roi a mieux rencontré
en citant Salou et Sitgès comme des preuves de contagion.

Le 2 août 1821, la junte de santé de Villaseca donna
avis au chef politique de la province que, dans l'après-
midi du 28 du mois précédent, il était entré dans le
port de Salou, qui dépend de cette commune, le quechemarin *Nuestra Señora de Begona*, avec six hommes
d'équipage, venant de Tarragone, où il avait déposé
dans la matinée un chargement de blé provenant de
Barcelone. L'équipage ne descendit point à terre ce
jour-là; la marée ne lui permit pas de le faire. Suivant
le rapport de la junte de santé, le capitaine de ce bâtiment fut pris de fièvre la nuit suivante, et mourut le
lendemain matin. Un matelot, qui était tombé malade quelques heures avant son capitaine, succomba
également le 2 août au matin.

On mit d'abord le quechemarin en quarantaine d'observation pour quinze jours, et, le 19 août, il fut envoyé à

_____

(1) *Histoire médicale*, etc., p. 51.

Mahon par ordre supérieur. Mais la maladie ne se propagea point à terre, et, à bord du bâtiment, elle fut limitée
aux deux individus mentionnés ci-dessus (1) : ce qui ne
prouve certes pas qu'elle fût contagieuse, comme le
prétend M. de Boisbertrand; car, dans une aussi petite
embarcation, les personnes saines ne purent manquer
d'avoir des communications directes et multipliées avec
les malades.

Quant à Sitgès, les preuves de non contagion y ont
été encore plus évidentes, vu que les communications
y furent plus nombreuses et également sans résultat fâcheux. Voici le fait :

Après s'être infectée dans le port de Barcelone, Ma-
rie-Jeanne Bauza arriva à Sitgès le 1er août 1821, étant
au quatrième jour de sa maladie. Elle fut visitée par
le médecin Philippe Flap, et mourut le 5 du même
mois dans l'après-midi. La nuit suivante, à minuit,
« les assistants *les plus proches* (au nombre de trois)
« furent, dit la municipalité de Barcelone, mis en ob-
« servation dans une maison de campagne située à un
« quart d'heure de chemin du village; mais ils n'éprou-
« vèrent pas la plus légère indisposition » (2); ce qui
prouve bien que cette femme n'avait point été isolée
durant sa maladie.

(1) Tout ce qui précède est traduit presque littéralement du
rapport de la junte de santé de Villaseca, qui existe dans les
archives de la junte supérieure de Catalogne, et dont j'ai une
copie sous les yeux.

(2) Los asistentes mas imediatos se pusieron de observacion
en una casa de campo distante un cuarto de hora de aquella
villa, pero no ocurrió la menor novedad en su salud. (*Sucinta
relation*, etc., p. 86.)

On le voit encore plus clairement par une représen-
tation que le docteur en médecine don Francisco En-
rada et le licencié en chirurgie médicale don Xavier
Rivera adressèrent, le 7 août, au chef politique de la
province contre cette mesure de rigueur. Ces deux praticiens disaient à Son Excellence qu'en supposant que
la maladie de la femme Bauza fût de nature contagieuse, la séquestration de ces trois personnes ne pourrait avoir aucun résultat heureux, parce que tout le
village serait déja infecté par la contagion des personnes qui avaient communiqué avec la malade(1), et
dont ils portent le nombre à plus de cinquante(2), et
surtout par le médecin Flap, qui avait continué et con-
tinuait encore à visiter ses autres malades, au lieu de
se soumettre lui-même à la quarantaine qu'il conseillait
pour les autres (3).

(1) Estaria ya infectada toda la villa por contagio de las
personas que han rozado con la enferma.

(2) Mas de cincuenta personas.

Nota. J'ai sous les yeux une copie de ce document, dont
l'original se trouve déposé aux archives de la junte supérieure
de santé de la Catalogne.

(3) Ce n'est pas la première fois que nous voyons des médecins contagionistes conseiller de grand cœur des mesures rigoureuses pour les autres, et chercher à s'en exempter eux-mêmes,
comme s'ils étaient moins susceptibles de propager la fièvre
jaune que le reste de la société. Si nous voulions citer des
exemples d'une pareille contradiction, la correspondance de
MM. Bally, François et Pariset, avec les autorités de Perpi-
gnan au sujet de la quarantaine qu'elles leur firent subir dans
le lazaret de Bellegarde, à leur retour de Barcelone en 1821,
nous en fournirait un mémorable. D'après l'opinion professée
pas ces trois médecins, cette seconde quarantaine, contre
laquelle ils se récrièrent tant, était cependant bien né-

Enfin il reste clairement démontré que non seulement la fièvre jaune ne s'est point propagée par contagion à Sans, à Sarria, au Xlot, à Fraga, à Canet-de-
Mar, à Salou et à Sitgès, comme l'affirme M. de Boisbertrand, mais qu'elle a au contraire présenté dans
tous ces endroits les preuves de non contagion les plus
positives et les plus évidentes, puisqu'elle y a été ri-
goureusement limitée aux seuls individus qui étaient
venus s'infecter, soit à Barcelone, soit à Mequinenza,
malgré les nombreuses communications qu'ils ont eues
durant leur maladie avec les personnes saines.

S'il nous fallait une nouvelle preuve de cette vérité,
la junte municipale de santé de Barcelone viendrait
elle-même nous la fournir. « Qu'on parcoure, dit-elle,
« Sarria, San-Gervasio, et presque toutes les popula-
« tions de la côte, où quelques personnes provenant de
« Barcelone ont terminé leur existence, et l'on verra
« que les maladies regardées comme suspectes de con-

cessaire, comme le prouve le passage suivant de leur ouvrage.
« Les cahiers d'hôpital que nous avions emportés de Barce-
« lone pour nos observations cliniques, disent-ils, avaient été
« soumis, dans la belle solitude de Montalègre (lazaret situé
« à deux lieues de Barcelone où ils firent leur première qua-
« rantaine), à une ventilation continuelle et à des immer-
« sions, comme tous nos effets, opération que nous répétâmes
« à Bellegarde. Cependant une collection d'histoires particu-
« lières des malades avait été oubliée ; mais tous nos papiers
« furent revisés avec soin à Bellegarde. Le paquet négligé pré-
« cédemment fut ouvert : *aussitôt une vapeur infecte, d'un*
« *genre putride particulier, frappa l'un de nous a un point que,*
« *surpris par cette puanteur, il recula involontairement.* Cha-
« cune des feuilles fut plongée sur-le-champ dans l'eau aci-
« dulée, et l'odeur disparut. » (*Histoire médicale*, etc., p. 93.)

« tagion ne se sont point propagées comme elles au-
« raient dû le faire, si elles étaient réellement conta-
« gieuses(1). » Or, l'autorité de cette junte a d'autant
plus de poids que ses membres étaient tous contagionistes, mais en même temps historiens fidèles; et c'est
une justice que j'aurai souvent occasion de rendre aux
autorités de Barcelone.

Ainsi la fièvre jaune a donc été évidemment importée, mais sans se propager, dans les divers endroits
dont nous venons de parler; tandis que, suivant toute
probabilité, elle a au contraire été produite par des
causes locales, tantôt stationnaires, tantôt flottantes,
existant dans les lieux mêmes dont nous allons faire
mention.

Asco qui se présente en première ligne, nous est déja
connu. Nous allons voir la manière vraiment ingé-
nieuse dont MM. les membres de la commission médicale de Barcelone, Bally, François et Pariset y font
arriver la fièvre jaune.

« Asco, disent-ils, est une petite ville, située sur
« la rive droite de l'Èbre, à sept ou huit lieues plus
« haut que Tortose : elle occupe une élévation qui do-
« mine le fleuve. Là, nulle cause d'insalubrité. Cepen-
« dant la fièvre jaune y a paru. Comment ? le voici :
« Un habitant de Tortose y avait été reçu par un de
« ses amis; il apprend que sa femme qu'il avait laissée
« à Tortose est malade. Impatient de courir à son

(1) Y se verá que las dolencias miradas por sospechosas de
contagio, no se han propagado como debieran, si lo fuesen en
realidad. (*Sucinta relacion de las operaciones*, etc., *apendice*,
p. XII.)

« secours, il prie son hôte de lui prêter son cheval,
« et promet de le lui renvoyer : l'hôte y consent;
« l'homme de Tortose part, arrive, tombe malade et
« meurt. Le cheval ne revient point; l'homme d'Asco,
« qui l'avait prêté, expédie un domestique pour le re-
« prendre et le ramener. Le domestique se rend à
« Tortose, entre dans la maison du mort, prend la
« selle, le cheval, monte et part : il arrive à Asco ;
« mais il arrive avec la maladie; il la donne à son
« maître, à ceux de sa maison, et de cette maison
« elle se répand dans la ville......

   « On avait heureusement à Asco, ajoutent MM. les
« commissaires, l'expérience de Tortose et de Barce-
« lone. Sur-le-champ la majeure partie de la popula-
« tion prend la fuite, et le mal s'arrête; mais il avait
« eu le temps de dépeupler des maisons tout entières.
« Une de ces maisons était restée fermée : des voleurs,
« au nombre de quatre, y pénètrent la nuit par une
« fenêtre; le jour suivant, ces voleurs avaient la fièvre
« jaune. Ils ont péri; mais ils avaient propagé la ma-
« ladie pour la seconde fois » (1).

   Ce récit, tout-à-fait dramatique, ne renferme qu'une
seule chose de vraie; c'est que la fièvre jaune régna à
Asco en 1821. Tout le reste n'est qu'une pure fiction.
L'homme de Tortose qui se rendit à Asco, et dont a
voulu parler la commission française, ne laissa point
sa femme dans cette première ville; il n'emprunta pas
le cheval de son hôte (qui d'ailleurs n'en avait point)
pour courir à son secours; il ne revint point à Tortose avant la fin de l'épidémie; en un mot, il ne fit

(1) *Histoire médicale, etc.*, p. 59 et 60.

rien, absolument rien de ce qu'on prétend qu'il fit.
Voici le fait :

M. don José Salvador, vieillard respectable d'Asco,
chez lequel j'ai reçu l'hospitalité la plus généreuse,
avait un fils appelé don Ramon, établi à Tortose, où
je le vis en 1824. Vers la fin d'août 1821, celui-ci se
rendit chez son père, en remontant le cours de l'Èbre
en bateau, accompagné de sa femme et du reste de
sa famille. N'ayant pu, de cette manière, emmener
son cheval avec lui, il l'envoya chercher après son
arrivée à Asco par un journalier, appelé Ignace Baptiste, lequel revint dans ce village en parfaite santé,
et en repartit peu de temps après pour aller vendan-
ger à Villeneuve de Sitgès, située à plus de vingt
lieues de là. « Après être resté huit ou dix jours à
« Villeneuve, dit la municipalité d'Asco, Ignace Bap-
« tiste revint dans ce village un peu indisposé, et dès
« qu'il fut rendu chez lui, il tomba malade, et mou-
« rut le 17 septembre 1821, après avoir été soigné
« durant sa maladie par sa femme et sa fille ; et ni
« l'une ni l'autre ne furent indisposées, et à plus forte
« raison atteintes de la contagion » (1).

Il y a plus : sa veuve, appelée Thérèse Lornet, m'a

(1) Haviendo regresado á esta (villa) con el caballo se fué
(Ignacio Baptiste) á vendimiar á Villanueva de Sitges en la
que estuvo como unos ocho ó diez dias, hasta que se vinó á
esta algo indispuesto y luego que llegó á su casa cayó malo y
murió el dia 17 de septiembre de 1821, haviendole asistido su
consorte y una muchacha que tenia en la enfermedad, y esta
y la muchacha quedaron libres ni menos se contagiaron.

(Voir le document qui m'a été délivré le 22 d'octobre 1824
par la municipalité d'Asco.)

assuré, en présence de la municipalité d'Asco, que, pendant les quatre premiers jours de la maladie de son mari, elle n'eut point un lit séparé, et que ni elle ni aucune des autres personnes qui lui donnèrent des soins et le visitèrent, ne contractèrent la fièvre jaune : il fut même, chose bien remarquable, le seul malade de l'épidémie qu'il y eût dans la rue de la Muela, où il demeurait.

Ainsi, voilà à quoi se réduit la prétendue importation de la fièvre jaune à Asco en 1821. L'histoire des quatre voleurs dont parle la commission médicale, fait absolument le pendant de celle de l'homme et du cheval. Il résulte d'un rapport officiel, adressé aux autorités supérieures de la province par M. Michel Suñer, alcade et président de la Junte de santé d'Asco, qu'il n'entra aucun voleur dans la maison de don José Salvador, dont MM. les Commissaires ont voulu parler (1).

Non-seulement cette maison ne fut point dépeuplée par la fièvre jaune, ainsi qu'ils l'affirment; mais sur dix personnes dont se composait alors la famille de M. Salvador, il n'y eut pas un seul malade. Quatre domestiques qui occupaient une partie de la maison, plus exposée que les autres aux émanations qui s'élevaient des bords de l'Èbre, furent atteints de la fièvre jaune, et trois en moururent.

Après avoir démontré que la fièvre jaune ne fut point importée à Asco, et qu'elle n'y fut pas non plus propagée par des voleurs, je pourrai rapporter une

---

(1) Voir la copie certifiée de ce document, qui m'a été délivrée à la junte supérieure de santé de Catalogne.

foule de faits qui prouvent de la manière la plus évidente qu'elle ne s'y montra point contagieuse ; mais il me suffira de citer les suivants : les autres trouveront place dans mon ouvrage.

Le médecin don Antonio Procorull, le chirurgien don Carlos Morell, le pharmacien don Miguel Alguero, le bénéficier don Ramon Julian, le vicaire don Juan Ortiguez, et le sacristain don Antonio Ortiguez, eurent des communications répétées et directes avec presque tous les malades, qui furent assez nombreux, puisqu'il y eut quatre-vingt-douze morts, et, nonobstant cela, pas un d'eux n'éprouva la fièvre jaune. Il est vrai que le curé en mourut ; mais ce ne fut que le 17 octobre, c'est-à-dire dans le plus fort de l'épidémie, et après avoir administré les sacrements à une foule de personnes.

Sur quatre individus qui furent chargés d'enterrer les morts durant tout le cours de l'épidémie, un seul tomba malade et mourut.

Si d'Asco nous passons à Nonaspé, nous verrons que M. le Commissaire du Roi n'y est pas plus heureux en preuves d'importation et de contagion que dans ce premier bourg.

Suivant un document authentique qui m'a été délivré par la municipalité et la junte de santé de Nonaspé : « Par suite des chaleurs et des intempéries de « l'année 1821, il régna dans ce bourg, vers la fin « de septembre, quelques fièvres que les médecins dé- « signèrent par leur nom ; mais il n'y eut aucune épi- « démie contagieuse, ni de fièvre jaune (1). »

(1) Pero ninguna contagiosa, epidemica, ni de fiebre amarilla.

Quatre médecins étrangers furent envoyés, à diverses reprises, pour inspecter les malades. On fit part
à l'autorité supérieure de toutes les relations qu'ils faisaient , *et la plus véridique était que , pendant tout
le temps qu'avaient duré ces fièvres , il ne s'était
contagié personne* (1).

Il paraît, d'après cela, que la maladie ne fut pas
bien caractérisée à Nonaspé, sans doute , parce que,
ainsi que nous l'avons dit précédemment, les causes
locales n'y étaient point aussi concentrées qu'à Tortose,
à Asco et à Mequinenza; mais, d'après la description
que m'en a donnée le chirurgien de ce village, don Ma-
thias Monpel , elle présenta la plupart des symptômes
de la fièvre jaune. Quoi qu'il en soit, s'il peut s'élever
des doutes sur la nature de cette fièvre , il ne saurait
y en avoir sur son caractère non contagieux, tant les
faits sont positifs à cet égard. Qu'il nous suffise de dire
que les personnes qui , par devoir ou par amitié, se
trouvèrent le plus en rapport avec les malades , ne
furent pas celles qui souffrirent le plus ; elles furent
au contraire généralement exemptes de la maladie régnante. Ainsi, par exemple, le chirurgien de Nonaspé,
les quatre médecins qui y furent envoyés par l'autorité,
le curé , le vicaire, le bénéficier don José Fran, le
sacristain et les fossoyeurs , n'éprouvèrent pas la plus légère indisposition , malgré les fréquents contacts qu'ils
avaient avec les malades , les mourants et les morts.
Passons à Tortose.

Cette ville éprouva en 1821 une terrible épidémie

(1) Y la mas veridica era que en todo este tiempo que du-
raron dichas fiebres no se contagió ninguno. (Document cité.)

de fièvre jaune. Voici de quelle manière la commission médicale prétend que la maladie y fut introduite :

« Dans la nuit du 5 au 6 août, le bateau *la Notre-* « *Dame de la Cinta*, qui venait de Barcelone, entra « dans le port de Tortose et y jeta l'ancre. Sur ce « bateau se trouvaient, entre autres passagers, les « nommés Salvador Curto, savonnier, et Bonaven- « ture Puyg, matelot. A son arrivée, Puyg tombe ma- « lade : on l'envoie à la campagne; il y meurt; et sa « maladie qui était la fièvre jaune, n'eut pas de suite. « Mais il n'en fut pas ainsi de Salvador. Cet homme « était malade dès la mer : on le débarque, on le porte « chez lui; il est soigné par un de ses frères; au bout « de très-peu d'heures, il rend le dernier soupir. Bientôt « son frère le suit. Un de leurs compagnons qui les visi- « tait a une maladie qu'on prend pour le cholera-mor- « bus, et il meurt. La femme de Salvador et deux de « ses fils (elle n'en avait qu'un) sont attaqués à leur « tour : tous trois expirent, après avoir eu des selles « noires, un vomissement noir et sanguinolent; leur « confesseur subit le même sort. Vient ensuite le prin- « cipal de la fabrique de savon, qui succombe; puis « son confesseur, puis les personnes qui l'avaient as- « sisté. De ceux-ci le mal court à d'autres : il saisit les « premiers qui se présentent, domestiques, parents, « amis, voisins, ainsi de suite. Toute la rue de Sainte- « Catherine, où ils demeuraient, se remplit de fièvres « jaunes; tout le quartier de la Costa del Capellan en « est encombré; toute la ville est envahie . . . . . . Des « couvents restent vides. . . . Tous les secrétaires de la « municipalité meurent; tous les médecins, un seul « excepté. . . . . . De cinq mille personnes restées dans

5.

« la ville, quatre mille cinq cents ont disparu pour
« jamais (1). »

Si la maladie est née de causes locales, ajoute un
peu plus loin la commission, « pourquoi a-t-elle com-
« mencé par un homme, qui tout-à-l'heure n'était point
« à Tortose; qui n'en avait point respiré l'air depuis
« quelque temps; qui avait fait le voyage de Barcelone;
« qui avait eu là de fréquentes relations avec les vais-
« seaux venus des Antilles, comme l'autorité l'a su et
« l'a constaté; qui est tombé malade étant à la mer;
« qui en arrivant avait la fièvre jaune; qui par consé-
« quent l'avait sans que l'air de Tortose la lui ait don-
« née; qui, loin de la recevoir de ses propres foyers,
« la leur a portée lui-même (2)? »

Tels sont les faits que MM. les Commissaires invo-
quent comme preuves de l'importation de la fièvre
jaune qui a régné à Tortose en 1821.

Il est d'abord tout-à-fait erroné que l'autorité ait su
et constaté que Salvador Curto ait eu, pendant les cinq
à six jours qu'il resta à Barcelone, *de fréquentes rela-*
tions avec les vaisseaux venus des Antilles. Les personnes qui le voyaient journellement m'ont assuré qu'il
ne monta, pendant tout ce temps, sur aucun bâtiment
de quelque provenance que ce fût. Je tiens ce fait de
M. Nadal, fabricant de draps, rue de Gignas, n° 9, et
plus particulièrement de Nicolas Gasol, courtier des
Tortosains à la Barcelonette, ami intime de Salvador,
et chez lequel ce dernier logea pendant son séjour à
Barcelone.

---

(1) *Histoire médicale, etc.*, p. 54.
(2) Même ouvrage, p. 58.

D'après un document qui m'a été délivré au bureau
de la marine de Tortose, le bateau *la Notre-Dame
de la Cinta*, patron Ramon Clavell, vint mouiller
dans ce port le 4 août 1821, et non le 6, comme le
dit la commission ; et Bonaventure Puyg n'était à bord
de ce bâtiment ni comme matelot, ni comme passager.

Salvador Curto ne tomba point malade en mer : il
arrive chez lui, à Tortose, en parfaite santé, le samedi
4 août, vers quatre à cinq heures du soir ; il vaque à
ses affaires le reste de la journée, ainsi que le jour suivant, et il ne se sent indisposé que le lundi matin.
Ainsi c'est tout-à-fait à tort que la commission dit qu'il
n'avait point respiré l'air de Tortose depuis quelque
temps, lorsqu'il fut atteint de la fièvre jaune ; et *que
d'après cela, loin de recevoir cette maladie de ses
propres foyers, il la leur a portée lui-même.*

Salvador Curto ne rendit donc point le dernier soupir le 6 août, peu d'heures après son arrivée, mais
bien le 11, à dix heures du soir, suivant son acte de
décès que j'ai en ma possession. D'après les registres
mortuaires de la paroisse, son frère Antonio, qui tra-
vaillait aussi dans la fabrique Ribas, ne mourut que
le 24 du même mois, et leur compagnon le 30 ; d'où
il suit que la maladie fut bien loin d'avoir la marche
précipitée indiquée par MM. les Membres de la commission.

Quant à Miguela Curto, femme de Salvador, j'ai la
satisfaction de leur annoncer que, loin d'avoir été victime de la maladie avec deux de ses fils, ainsi qu'ils
l'ont publié, elle était pleine de vie et de santé le 17
oct. 1824. J'eus ce jour-là une longue conversation avec
elle en présence de MM. Pierre Ricardé et Jean Lamothe,

négociants français établis à Tortose, où ce dernier est en outre consul de Sardaigne.

Son mari, nous dit-elle, fut visité durant sa maladie par le médecin Teixidor. Elle partagea son lit les trois premières nuits de sa maladie; et, pendant tout le temps que celle-ci dura, elle lui donna des soins assidus; elle fut secondée par une nommée Jacinthe. Nonobstant cela, ni elle, ni cette femme, ni aucun de ses cinq enfants qui restèrent constamment dans le même appartement que leur père malade, n'éprouvèrent la plus légère indisposition, avec cette exception cependant, qu'au bout d'un mois et demi le plus jeune de ses enfants, âgé de huit ans, tomba malade et mourut très-promptement, après avoir été soigné par sa mère et ses quatre sœurs.

La femme qui lava le linge et les hardes qui avaient servi à Salvador pendant sa maladie, n'en jouit pas moins d'une parfaite santé durant tout le cours de l'épidémie. Les personnes qui mirent le cadavre de Salvador dans le cercueil ne furent point malades, du moins à cette époque.

Le médecin Teixidor, qui donna des soins au malade, ne mourut que le 30 janvier 1822, long-temps après la cessation de l'épidémie. M. Roca, curé de la paroisse, qui confessa Salvador et lui administra les sacrements, ne fut victime de la maladie que le 28 de septembre, c'est-à-dire plus d'un mois et demi après lui. Qu'on ne croie point que je cite ces dates au hasard; elles sont consignées dans des actes de décès légalisés qui sont en ma possession.

Suivant Mᵐᵉ veuve Ribas, plus de cent autres personnes visitèrent leur contre-maître Salvador Curto durant sa maladie; et, malgré cela, ce ne fut que vers la fin d'août, c'est-à-dire plus de quinze jours après sa mort, que la fièvre jaune commença à se répandre.

Quant au principal de la fabrique de savon, M. Jean-Paul Ribas, dont parle la commission, il habitait la même maison que Salvador; et sa famille se composait, à cette époque, de seize personnes, dont dix ou onze visitèrent Salvador à diverses reprises durant sa maladie; et ce ne fut, malgré cela, que le 28 août, c'est-à-dire dix-sept jours après la mort de son contre-maître, que M. Ribas fut atteint de la fièvre jaune, dont il fut victime le 3 septembre.

Le lendemain de sa mort, toute sa famille se rendit à la campagne, où elle n'eut que trois malades et un mort. Une servante et trois femmes de journée qui avaient donné des soins à M. Ribas durant sa maladie, ainsi que le chirurgien qui lui fit une saignée, continuèrent à jouir d'une bonne santé durant tout le cours de l'épidémie.

Pendant sa maladie, M. Ribas fut aussi visité par un très-grand nombre de personnes dont plusieurs eurent la fièvre jaune quelque temps après, et les autres n'ont rien éprouvé. Son confesseur fut M. le curé Lluch, qui loin d'avoir été victime de l'épidémie en 1821, comme le dit la commission médicale, se portait à merveille en 1824, et habitait Vinaroz dans le royaume de Valence. A la vérité le P. Marti, qui visita aussi M. Ribas, mourut de l'épidémie; mais ce ne fut que long-temps après la mort de ce dernier, suivant ce qu'on m'a dit; car l'acte de décès de ce religieux ne se trouve point sur les registres mortuaires de la paroisse.

Au départ de Mme Ribas pour la campagne, la nourrice de son enfant resta dans la ville, rue de la Merced, n° 7, où elle fut atteinte de la fièvre jaune. Son nourrisson, âgé de onze mois, la téta pendant les trois premiers jours de sa maladie, et ne fut point indisposé (1).

Comment, d'après tous ces faits, la commission médicale a-t-elle pu dire que le mal « saisit les premiers « qui se présentent, domestiques, parents, amis, voi- « sins, et ainsi de suite? » Est-ce que la femme de Salvador, ses enfants, sa garde, son médecin, son confesseur, etc., etc., ne se présentaient pas les premiers?

Il est inexact de dire, comme le fait la commission, que *des couvents soient restés vides* à Tortose; car suivant le témoignage de M. don Melchior Borruel, vicaire-général, du chanoine don Joaquin Olivan, et du curé régent de la cathédrale, don Tomas Moré, ces établissements ne perdirent que la moitié des religieuses qu'ils renfermaient. Celui de Sainte-Claire, par exemple, avait lors de l'épidémie trente-six religieuses, dont dix-neuf furent victimes de la fièvre jaune. Celui de la Purissima-Concepcion perdit neuf religieuses, c'est-à-dire un peu moins de la moitié du nombre total dont se composait cette communauté. Les religieuses de Saint-Jean-de-Jérusalem étaient au nombre de vingt-sept, dont quatorze moururent de l'épidémie, etc. Ainsi la commission médicale ne se trompe, dans ce cas-ci, que de la moitié.

(1) Les faits de ce genre sont assez communs, et ne méritent pas par conséquent le nom de *vrais prodiges* que leur donnent MM. les Commissaires à la page 425 de leur *Histoire médicale*.

A entendre MM. les membres de la commission, *tous les secrétaires de la municipalité de Tortose meurent de la fièvre jaune.*

Cependant, qu'on se rassure : les secrétaires de la municipalité de Tortose en 1821 sont encore au nombre des vivants. M. Gregorio Melich de Buedo, qui était alors le premier, a signé en cette qualité tous les procès-verbaux de la junte de santé, depuis le 9 août jusqu'au 31 décembre inclusivement que cette junte cessa ses travaux, et il était en 1824 notaire public à Tortose.

M. Augustin Cayré, qui en 1821 n'était que second secrétaire de cette municipalité, en était le premier en 1824; et c'est en cette qualité qu'il me communiqua les procès - verbaux des séances de la junte de santé durant l'épidémie.

Suivant la commission, *tous* les médecins de Tortose meurent de la fièvre jaune, un seul excepté. Cela n'est pas tout-à-fait exact; car MM. Mariano Avello et Joaquin Teixidor survécurent à l'épidémie (1), bien que ce dernier ait succombé à une autre maladie quelque temps après.

MM. les Commissaires disent ensuite que *de cinq mille personnes que contenait la ville de Tortose durant l'épidémie, quatre mille cinq cents ont disparu pour jamais.* Dans son adresse au roi, la municipalité de cette même ville porte le nombre total des morts à deux mille trois cent cinquante-six seulement (2); ainsi la commission n'épargne pas plus les masses que

---

(1) Voyez l'adresse que la municipalité fit au roi le 28 janvier 1822, p. 2.

(2) Poco tiempo bastó para acabar con dos mil tres cientos cincuenta y seis vivientes ; p. 1.

les individus; ce qui est sans doute pour motiver *la grande activité du principe contagieux*, qu'elle nous dit avoir été le funeste caractère de la fièvre jaune, à la Havane, en 1821 (1).

Quant au matelot Bonaventure Puyg, que la commission fait arriver avec Salvador Curto, sur le bateau *la Notre-Dame de la Cinta*, il était à bord de *la Virgen del Camino*, venant de San-Filiu de Guixoll. Il y avait quinze jours que ce bâtiment était dans l'Èbre, ne pouvant remonter à cause des basses eaux, lorsqu'il arriva à Tortose (2).

Le 12 août, le docteur Galindo fut appelé pour visiter Bonaventure Puyg, chez le boulanger de la place de la Constitution, aujourd'hui place Royale, et il le trouva dans un grand état d'anxiété. Le 13, son malade ayant vomi une matière noirâtre ressemblant à du marc de café, il fit appeler le sous-inspecteur des épidémies, le docteur don Josef Coll. Ces deux médecins firent ensuite leur rapport à la junte de santé, et lui recommandèrent d'envoyer ce malade à la campagne et de prendre toutes les mesures sanitaires les plus énergiques; ce qui fut exécuté le soir même. Puyg fut conduit à la campagne, dans une maison isolée où il mourut le 15 du même mois, après avoir présenté la plupart des symptômes de la fièvre jaune bien caractérisée.

Quoique ce malade eût eu des communications avec

---

(1) *Histoire médicale*, etc., p. 486.
(2) Hacia 15 dias que se hallaba en el rio.
Rapport de la municipalité de Tortose au chef politique de la province.

un assez grand nombre de personnes, tant à bord que
dans la maison de la place Royale, où il y avait six individus, et qui était d'ailleurs fréquentée par toutes les
personnes qui venaient acheter du pain, sa maladie
ne se communiqua à qui que ce fût, d'après un rapport
de la junte de santé de Tortose au chef politique de la
province, en date du 19 août (1).

La maladie de Puyg ayant présenté tous les caractères de la fièvre jaune, les contagionistes la regardèrent d'abord comme la source de l'épidémie de Tortose; mais réfléchissant ensuite que ce marin ne venait
ni de Barcelone, ni d'aucun autre lieu infecté, et que
d'ailleurs il avait été plus de quinze jours à remonter
le fleuve, ils abandonnèrent cette première idée, et
accusèrent Salvador Curto, dont la maladie n'avait jus-
que-là fixé l'attention, ni du public, ni de l'autorité,
d'avoir introduit la fièvre jaune à Tortose, et cela par
la seule raison qu'il venait de Barcelone. Car c'est une
chose digne de remarque, que, jusqu'au 28 août, Puyg
fut le seul malade contre lequel on prit des mesures de
précaution, bien que, dès le 9 du même mois, la junte
de santé fût en pleine activité. Tous les autres ne furent considérés que comme ayant de simples fièvres
bilieuses automnales, maladies communes à Tortose à
cette époque de l'année.

Mais une chose qui embarrassa fort les contagionistes,
ce fut d'expliquer l'origine de la maladie de Puyg.

―――――――――

(1) Ninguna novedad se ha observado en punto á la salud de
los asistentes de dicho Puyg en su enfermedad, ni en los demas
marineros á cuya tripulacion partenecia, ni menos en los su-
getos que estan en observacion en el casco de la ciudad.

N'y pouvant parvenir d'une manière conforme à leur doctrine, ils prirent le parti de nier que ce fût la fièvre jaune, se fondant sur ce que Puyg ne venait point de Barcelone, et que sa maladie n'avait point été contagieuse.

Une pareille explication est loin d'être satisfaisante; ce n'est qu'un cercle vicieux. Aussi la commission a-t-elle tranché la difficulté en faisant venir ce marin directement de Barcelone avec Salvador Curto, et en l'envoyant sur-le-champ à la campagne, pour motiver sans doute la non-propagation de sa maladie, qui était, nous dit-elle, la fièvre jaune.

Enfin on trouve sur la rive droite de l'Èbre, en face de Tortose, les faubourgs de Roqueta et de Jesus, qui, avec les maisons de campagne de la plaine adjacente, forment une population d'environ cinq mille ames. Pendant l'épidémie de 1821, près de cinq mille personnes de la ville se réfugièrent dans ces faubourgs et dans les campagnes environnantes. Plusieurs d'entre elles, qui, en partant, étaient déja atteintes de la fièvre jaune ou à la veille de l'être, éprouvèrent cette maladie dans ces endroits, le plus souvent au milieu de familles nombreuses, sans qu'on puisse citer un *seul* exemple de contagion. La non-propagation de la fièvre jaune dans les faubourgs de Tortose a été d'une notoriété telle, que MM. les Commissaires eux-mêmes ont été forcés de la reconnaître. Mais que font-ils? Ils attribuent l'exemption des faubourgs à l'isolement, bien qu'il soit mille fois prouvé que les communications entre eux et la ville restèrent libres durant tout le cours de l'épidémie. « Tel a été en effet, disent-ils, le résultat « de l'isolement, qu'il a suffi de passer le magnifique

« pont de bateaux jeté sur l'Èbre et de se tenir sur la
« rive droite à un jet de pierre de la ville, mais sans
« communiquer avec elle, pour être hors de la portée
« du mal (1). »

Je n'opposerai à cette assertion qu'un seul fait. Vu
l'extrême danger qu'il y avait à résider dans la ville,
le 24 de septembre la junte de santé commença à tenir
ses séances à la Roqueta; mais la plupart de ses membres venaient chaque jour, et même plusieurs fois le
jour, à Tortose, soit pour le service public ou pour
leurs affaires particulières. Et MM. les membres de la
commission attribuaient après cela l'exemption des
faubourgs de Tortose à l'isolement! Mais c'en est assez
pour le moment : je m'étendrai davantage sur les faits
relatifs à l'épidémie de Tortose dans mon ouvrage.

La fièvre jaune s'étant aussi manifestée à Palma,
dans l'île de Mayorque, en 1821, MM. les contagionistes ne manquèrent pas de lui assigner une origine
étrangère, et de la faire venir de Barcelone, entrepôt
général d'où ils l'expédiaient dans toutes les directions;
mais dans ce cas-ci, comme dans tant d'autres, ils ne
furent point heureux dans le choix de leurs preuves
d'importation.

Ils publièrent dans le *Constitutionnel* de Barcelone,
que « le patron Coll, étant arrivé de cette ville à Palma,
« se mit au lit, communiqua la fièvre jaune à toute sa
« famille, et que de ce point la maladie se répandit par
« toute la ville (2). » Mais le patron Coll qui se trou-

(1) *Histoire médicale, etc.*, p. 58.
(2) Suplemento al diario constitucional de Barcelona del
viernes 8 de febrero de 1822.

vait précisément à Barcelone ce jour-là, répondit le lendemain dans le même journal , « que ni lui ni sa « famille n'avaient jamais eu la fièvre jaune, et qu'il « n'avait pas même éprouvé la moindre indisposition « à son arrivée à Palma (1). » Ce mauvais succès ne découragea point MM. les contagionistes ; ils firent une autre histoire que voici :

« Le 2 août, un navire mayorquin fut expédié de « Barcelone, avec patente nette ; il ne quitta le port « que le 6, et il arriva le 8 à Palma. Il avait sur son « bord un marchand qui n'était point porté sur la « matricule. Ce marchand demeurait dans le quartier « de la Paz. Presque aussitôt qu'il fut à terre, il se « sentit pris de frissons, de fièvre, de douleurs à la « tête et aux lombes. La maladie fut terrible; mais en- « fin il en réchappa. Pendant sa convalescence, sa fille « Marguerite tomba malade; elle eut des hémorragies, « le vomissement noir, et mourut le cinquième jour; « les femmes qui la soignèrent eurent leur tour, et pé- « rirent presque toutes, etc. (2). »

Telle fut, suivant MM. les Commissaires, l'origine de l'épidémie qui ravagea Palma en 1821. Pourquoi ces médecins ont-ils passé sous silence et le nom du bâtiment, et celui du patron, et celui du marchand,

---

(1) Ni yo ni mi familia hemos adolecido *jamas* de la fiebre amarilla , ni tampoco experimenté la menor novedad á mi llegada á Palma.

Barcelona, 9 de febrero 1822.

Antonio COLL.

Voyez le *Constitutionnel* du 11 du même mois.

(2) *Histoire médicale, etc.*, p. 64.

et celui des femmes qui soignèrent Marguerite et pé-
rirent comme elle, et enfin celui de Marguerite elle-
même? car il peut y avoir bien des personnes de ce
nom à Palma. Auraient-ils craint, par hasard, que le
marchand du quartier de la Paz ne vînt publier, comme
le patron Coll, que ni lui ni sa famille n'avaient jamais
éprouvé la moindre atteinte de la fièvre jaune? Quoi
qu'il en soit, comme MM. les membres de la commission nous ont mis, par leur extrême réserve sur ce
fait, dans l'impossibilité de vérifier leurs assertions,
nous ne nous en occuperons point ici. Nous dirons
seulement que nous les croyons tout aussi inexactes
que celle qui suit :

Dans la vue de prouver que la fièvre jaune dut nécessairement être importée à Palma, ils disent que,
« dans le mois de juillet et au commencement d'août 1821,
« la chaleur n'y avait pas excédé le 23e degré de Réau-
« mur ; et que conséquemment elle avait été moins vive
« qu'à Barcelone, et surtout à Tortose (1). » Or, voici
ce que M. Abraham, vice-consul de France à Palma,
écrivait à ce sujet à MM. les membres de l'intendance
sanitaire de Marseille, sous la date du 15 septembre 1821.

« Nous ignorons *absolument*, Messieurs, comment
« cette maladie s'est introduite dans ce pays? Les uns
« prétendent que des marchandises provenant de na-
« vires de Barcelone ont été reçues ici ; d'autres l'at-
« tribuent *aux chaleurs excessives et au manque de*
« *pluie*. Le thermomètre est monté cette année jusqu'à

_____

(1) *Histoire médicale, etc.*, p. 63.

« 28 degrés, et les chaleurs continuent avec la même
« intensité qu'au fort de l'été, quoique la saison com-
« mence à avancer (1). »

Quoique MM. les membres de la commission médicale soutiennent que la fièvre jaune fut importée à
Palma, ils disent néanmoins, en terminant leur récit,
« qu'on a remarqué dans l'épidémie de Palma, comme
« on l'a fait dans toutes les autres, que la fièvre jaune
« n'a point pénétré dans les campagnes, ou qu'elle s'y
« est évanouie sur-le-champ. Elle n'est pas même ve-
« nue, ajoutent-ils, dans les deux campements du mont
« Belver, à une demi-lieue de la ville (2). »

Ainsi voilà une maladie qu'on prétend avoir été importée de la Havane à Barcelone, et de cette dernière
ville à Palma, et qui, de l'aveu des contagionistes eux-
mêmes, n'a pu être communiquée à une demi-lieue
de la capitale de Mayorque, même au plus fort de
l'épidémie! Je me plais à croire que M. le Commissaire
du Roi ne regardera pas cette circonstance comme une
preuve de contagion.

Cet honorable Député cite ensuite la prétendue importation de la fièvre jaune à Mahon. Je me suis procuré à Barcelone, par l'intermédiaire de M. le docteur
Duran fils, une des nombreuses personnes que la commission fait impitoyablement mourir de la fièvre jaune,
bien qu'elles attestent n'avoir jamais eu cette maladie (3); je me suis procuré, dis-je, des renseignements

---

(1) Voyez les *Observations sur la fièvre jaune importée de
Malaga à Pomègue*, etc., p. 125.
(2) *Histoire médicale*, etc., p. 71.
(3) MM. les membres de la commission étaient *si persuadés*

positifs sur ce qui s'est passé au lazaret de Mahon
en 1821. Ces renseignements ont d'autant plus de poids,
qu'ils m'ont été fournis avec beaucoup de libéralité par
M. le docteur Guardia, qui était, en 1824, médecin de
cet établissement. Je dis avec beaucoup de libéralité,
parce qu'il y en a réellement, de la part d'un homme
qui vit de la contagion, à produire des faits contre cette
doctrine (1). Or, d'après ces faits et ceux qui ont été
publiés à Mahon par les contagionistes eux-mêmes, les
cas de fièvre jaune qui eurent lieu dans ce lazaret
à l'époque précitée, et derrière lesquels nos antagonistes se retranchent, comme s'ils étaient pour eux
une citadelle inexpugnable, prouvent de la manière la
plus évidente la non contagion de cette maladie.

Du 13 août au 24 octobre 1821, quarante-trois
bâtiments infectés ou réputés tels arrivèrent de Bar-

---

qu'il y avait un éminent danger à approcher des malades durant l'épidémie de Barcelone, qu'ils font mourir, dans leur
ouvrage, trois médecins de cette ville, qui m'ont assuré, trois
ans après, de vive voix et par écrit, qu'ils n'ont jamais eu la
fièvre jaune. Ce sont MM. Raymond Duran (a), Joaquin Bar-
celo (b), et Ramon Tauler (c).

(1) Les médecins américains, que M. le docteur François
accuse si *poliment* d'ignorance et de mauvaise foi (d), à quatre
ou cinq exceptions près, se sont tous conduits avec la même
loyauté et le même désintéressement que M. le docteur Guardia.
Bien que plusieurs d'entre eux occupent des places très-lucra-
tives dans le service sanitaire, ils se sont empressés de me fournir des armes contre la contagion de la fièvre jaune, qui est
l'unique base de leur emploi.

(a) Voyez le *Rapport à Son Excellence le Ministre de l'Intérieur*, etc., p. 51.
(b) *Histoire médicale*, etc., p. 41.
(c) Même ouvrage, p. 454 et 502.
(d) Voyez ci-après la note de la page 99.

6

celone, de Malaga et d'ailleurs, au lazaret de Mahon,
pour y être purifiés conformément aux lois sanitaires :
ils vont se placer dans un bras de mer appelé *Cala-Teulera*, qui sert ordinairement de mouillage aux bâtiments que l'on regarde comme infectés. Il y a dans
ce bras de mer une espèce d'anse (*colarsega*) fort
étendue, qui, dans beaucoup de points, n'a que quatre
à cinq palmes de profondeur. Sur le côté de cette anse,
il y a une mare, ou bas-fond, d'environ quarante pas
de diamètre, qui se dessèche presque tous les étés;
de sorte qu'il paraîtrait que l'atmosphère de *Cala-Teulera* fut contaminée par la réunion de ces causes.
« Ce qu'il y a de certain, dit M. le docteur Guardia,
« c'est qu'à l'entrée de *Cala-Teulera*, on sentait une
« odeur si désagréable, que beaucoup de ceux qui
« étaient obligés d'y descendre pour leur service se
« couvraient la bouche et le nez d'un morceau de drap
« imbibé de vinaigre (1).

« Beaucoup de personnes remarquèrent, dès le prin-
« cipe, que le foyer de l'épidémie était dans *Cala-Teu-
« lera*, et c'est ce que l'expérience prouva, puisque dès
« qu'on prit le parti de faire passer les équipages des
« bâtiments dans les édifices du lazaret, à peine tomba-
« t-il un homme malade (2); tandis que cela avait lieu
« si fréquemment parmi ceux qui allaient à bord. L'air
« de l'intérieur des navires était extrêmement cor-

---

* (1) Lo cierto es, que á la entrada de Cala-Teulera se sentia un
olor desagradable en terminos que muchos de los que habian
de baxar allá por sus deligencias de oficio, se cubrian la boca,
y narices con paños empapados de vinagre.

(2) A pena uno que otro cayó enfermo.

« rompu par la malpropreté: pour les purifier, on les
« avait presque remplis d'eau que l'on n'avait pas
« eu la précaution de renouveler. Cette négligence
« augmenta l'infection, à laquelle l'air vicié du mouil-
« lage donna une nouvelle intensité.

« Ainsi, poursuit M. Guardia, les bâtiments arrivè-
« rent infectés de Barcelone, c'est-à-dire recélant dans
« leur sein un air très-vicié : ils se réunirent en grand
« nombre; et cette réunion, jointe aux causes locales de
« *Cala-Teulera* (qui seules n'auraient peut-être nui
« à personne), contamina l'atmosphère dans cet en-
« droit, et détermina ainsi l'explosion de la maladie, dont
« le foyer le plus actif se trouvait dans les bâtiments
« les plus sales... Il se forma, à la surface de l'eau de
« *Cala-Teulera*, une couche de crasse, qui, suivant
« l'expression de quelques employés, aurait pu se cou-
« per au couteau (1). »

Telles sont les causes auxquelles le docteur Guardia
attribue les cas de fièvre jaune qui eurent lieu à Mahon en 1821. Nous allons l'entendre sur la prétendue
contagion de cette maladie.

« Il n'y eut dans l'établissement que cinq employés
« qui tombèrent malades de l'épidémie; ceux qui mouru-
« rent, à moins qu'on ne veuille entendre par *épidémié*
« celui qui a un rhume en temps d'épidémie, une
« indigestion, etc., etc.

« La maladie ne se propagea point dans le lazaret,

---

(1) El agua de Cala-Teulera llegó á formar una especie de tel
(en menorquin) que con la exprecion de algunos empleados
podia cortarse con un cuchillo.

6.

« comme on l'a prétendu (1). Ceux qui la contractè-
« rent allaient très-souvent dans *Cala-Teulera* ; quel-
« ques gardes *à vue* (de vista) qui souffrirent de l'é-
« pidémie respiraient l'air de cet endroit. En un mot,
« l'argument le plus puissant que j'aie contre la con-
« tagion, et qui ferme la bouche aux contagionistes,
« c'est qu'aucun des six uniques infirmiers, des deux
« fossoyeurs (enterradores), et des deux médecins, l'un
« âgé de soixante-dix ans et l'autre d'environ vingt-
« sept, les autres âgés de vingt à quarante ans, ne fut
« atteint de la fièvre jaune ; toutes ces personnes tou-
« chaient et maniaient les malades et les cadavres. Est-
« ce qu'aucun de ces dix individus, dont neuf étaient
« d'un âge moyen, n'aurait eu des dispositions pour
« cette maladie ?

« Outre ces six infirmiers, l'aumônier, le gouver-
« neur et le charpentier eurent tous les trois des
« infirmiers particuliers, chacun le leur, et aucun
« d'eux ne contracta la maladie. Ils sont vivants, mais
« vieux. »

Or la commission médicale dit en parlant des bâtiments infectés qui furent envoyés à Mahon, en 1821,
« qu'il en sortit pour les infirmeries cent quatre-vingt-
« huit malades (tant marins que travailleurs et gardes
« de santé), dont cent dix-sept ont été emportés par
« la fièvre jaune (2) ; » d'où il suit que les communications entre ces malades et les dix employés mentionnés ci-dessus, infirmiers, médecins et fossoyeurs,

---

(1) El mal no cundió d'entro del lazareto como se pretende.

(2) *Histoire médicale*, etc., page 122.

durent être extrêmement multipliées, et il n'y eut pourtant pas *un seul cas* de contagion !

Il y a plus, suivant cette même commission : « Au « nombre des six premiers malades débarqués du brick « *l'Alexandre* le 17 août, se trouvait Antonio Espi-« nata. Cet homme avait à Mahon un beau-frère « appelé Diégo Carreras : instruit de l'arrivée et de « la maladie d'Antonio, Diégo sollicita et obtint la « faveur de l'aller soigner à l'infirmerie. Antonio « guérit. Lui et Diégo vont ensuite à bord de *l'Alexan-* « *dre*. Le 5 de septembre, Diégo est attaqué de la « fièvre jaune ; le 11, il avait cessé de vivre. L'air du « lazaret l'avait épargné, l'air du bâtiment lui donna « la mort » (1). Et de bonne foi MM. les commissaires nous citent ce fait pour nous prouver que la fièvre jaune est contagieuse ! Il faudrait certes être bien prévenu en faveur de leur système pour en tirer une pareille conclusion.

Diégo soigne son beau-frère ayant la fièvre jaune, habite avec lui l'infirmerie où se trouvent réunis un grand nombre de malades de la fièvre jaune, et reste en parfaite santé ; mais il va à bord du brick *l'Alexan-dre*, où il n'y a aucun malade de la fièvre jaune, parce qu'on les enlève au fur et à mesure qu'ils se présentent, et il contracte aussitôt cette maladie. Que devons-nous conclure de ce fait et de mille autres semblables ? Que les malades de la fièvre jaune, quelque nombreux et quelque rapprochés qu'ils soient, ne deviennent point la cause de cette maladie, et que

(1) *Histoire médicale*, etc., 123.

leur présence ne vicie point l'air, comme MM. les membres de la commission s'efforcent de nous le persuader (1).

Mais un autre fait très-curieux que je laisse aux contagionistes à nous expliquer d'après leur doctrine, c'est que, pendant que les personnes employées auprès des malades dans les infirmeries du lazaret étaient respectées par la fièvre jaune, plusieurs autres employés de cet établissement qui n'avaient rien à faire avec eux (2), ni avec les bâtiments, et qui habitaient dans le lazaret, furent atteints de cette maladie ; ce qui fait dire aux auteurs d'une brochure publiée à Mahon en 1822, que la fièvre jaune dont ils furent témoins en 1821 est beaucoup plus à craindre que la peste même, vu que celle-ci arrive rarement au point d'infecter l'atmosphère, et qu'on peut par conséquent s'en préserver avec plus de facilité en évitant le contact et les communications ; « mesure, ajoutent-« ils, qui ne sauverait point de la fièvre jaune, parce « qu'il est très-difficile de se préserver en même temps « et du contact et de l'air... Elle était contagieuse, « continuent-ils, en parlant de la fièvre jaune de « Mahon, et très-contagieuse par la facilité avec la-« quelle, ainsi qu'il résulte des faits cités, elle infectait « l'atmosphère; se présentant et s'introduisant de toutes « parts sans respecter les murs les plus élevés, et se

(1) *Histoire médicale, etc.*, chap. II, sect. 3ᵉ.
(2) Ni l'écrit publié à Mahon, ni l'ouvrage de la commission, ne disent que les individus qui furent atteints de la fièvre jaune dans le lazaret eussent approché des malades.

« *moquant* des mesures de défense les plus rigoureuses
« qu'on lui opposait » (1).

Voilà au moins des contagionistes qui sont de
bonne foi, qui confessent avec candeur que leurs
mesures de précaution, même les plus rigoureuses,
ne servent à rien contre la fièvre jaune, que cette
maladie *se moque* d'eux et franchit les murs les plus
élevés. Pourquoi MM. les membres de la commission
médicale qui semblent avoir fait, sans le citer, tant
d'emprunts à l'écrit dont nous parlons, ne font-ils
aucune mention de ce passage important? Auraient-ils
craint de fournir des armes à leurs adversaires? En
effet, rien ne prouve plus clairement l'infection de
l'air, que l'apparition de la fièvre jaune parmi les employés qui résidaient dans le lazaret de Mahon, et
n'avaient de relation ni avec les malades ni avec les
bâtiments, mais qui, d'après le récit de M. le docteur
Guardia, allaient souvent à *Cala-Teulera* à la proxi-
mité et sous le vent des bâtiments.

Mais, dira-t-on, qu'est-ce qui a pu vicier l'air dans
les environs de *Cala-Teulera*? Sont-ce les malades ou les

---

(1) Medida que no les salveria de la fiebre (amarilla) por
ser dificilisima la preservacion á un mismo tiempo del roze, y
del ayre........ ella era contagiosa, y muy contagiosa por la
facilidad con que, segun resulta de los hechos citados, infecio-
nava la atmosphera dó quiera se presentase y se introducia
por todas partes sin respetar los mas altos muros que se le
oponian.

*Reflexiones sobre el manifiesto publicado en Barcelona,
por una reunion de facultativos*, etc., por algunos Mahoneses
amantes del bien publico y de la humanidad. — Mahon, 1822,
page 17.

causes locales? La réponse est facile. Si les malades
n'ont pu corrompre l'air lorsqu'ils ont été réunis en
grand nombre dans les infirmeries du lazaret, à plus
forte raison n'ont-ils pas dû le faire lorsqu'ils se trouvaient disséminés sur quarante-trois bâtiments et en
plein vent. Par conséquent, si l'atmosphère a été contaminée à *Cala-Teulera* et dans la partie du lazaret qui
l'avoisine, elle l'a été bien évidemment par des causes
locales, soit flottantes, soit stationnaires, et non par les
prétendues exhalaisons des malades. D'ailleurs on sentait dans les environs de *Cala-Teulera* une odeur extrêmement désagréable, et MM. les Commissaires nous
disent eux-mêmes que les malades de la fièvre jaune
n'exhalent, en général, aucune odeur (1); d'où il
suit que celle qui se faisait remarquer dans le mouillage et ses environs tenait à d'autres causes, et que
ces causes, quelles qu'elles soient, ont, suivant toute
probabilité, donné lieu à la maladie.

Quoi qu'il en soit, le fait est que la fièvre jaune
a franchi les murs du lazaret de Mahon, en dépit de
toutes les mesures sanitaires, et qu'elle est venue frapper, dans l'enceinte même de ce palladium de la santé
publique, dix employés suivant les uns, et seulement
cinq d'après les autres. Ce premier calcul étant celui
des autorités de Mahon, qui disent positivement qu'en
pénétrant dans l'intérieur du lazaret la fièvre jaune
attaqua jusqu'à dix des quarante-neuf employés qui
résidaient dans cet établissement même (2), les par-

(1) *Histoire médicale, etc.*, page 518.

(2) Introduciendose en el interior del establecimiento, aco-
metió..... hasta el número de 10 de los 49 (empleados) que
residian en el mismo lazareto de los quales 5 acabaron sus dias.

tisans de l'infection ont cité ce fait pour prouver que
la maladie a été très-circonscrite dans l'intérieur du
lazaret ; tandis qu'elle a, au contraire, frappé presque
tous les gardes de santé qu'on envoyait à bord des
bâtiments, et que par conséquent le foyer d'infection
était évidemment dans ceux-ci.

Toute vraie qu'elle est, cette assertion leur a cependant valu une accusation grave. Après avoir dit
que presque tous les gardes de santé que l'on mettait
sur les bâtiments pour diriger les fumigations ont
été attaqués par la fièvre jaune, et qu'il en est mort
vingt-huit, MM. les membres de la commission médicale ajoutent que « les pertes de cette nature jointes
« à toutes les autres n'ont donc pas été restreintes
« au nombre de dix, comme on l'a dit *frauduleuse-*
« *ment* (1). » MM. les Commissaires y ont-ils bien réfléchi lorsqu'ils se sont servis d'un pareil mot ?
lorsqu'ils ont ainsi accusé publiquement de *fraude*
d'honorables confrères ? Je ne le pense pas : je me
plais à croire que cette expression leur est échappée
en corrigeant comme en écrivant, et que leur intention n'a jamais été de rien dire d'injurieux à leurs
adversaires, surtout sans motif. Car comment pour-
rait-il y avoir de la *fraude* à répéter ce que les autorités de Mahon ont elles-mêmes publié sur ce qui
s'est passé dans leur lazaret ? Quant à nous, si par

Reflexiones sobre el manifiesto, etc., page 13. — Les faits ci-
dessus ont été fournis aux auteurs des réflexions par la junte
supérieure de santé de Minorque elle-même. (Voyez le *Journal
de Barcelone* du 18 mai 1822.)

(1) *Histoire médicale*, etc., page 126.

hasard nous découvrions de la *fraude* dans les assertions de nos adversaires, nous nous bornerions à
la démontrer sans écrire le mot.

Suivant la commission médicale, le mal eût été
beaucoup plus grand à Minorque, en 1821, sans le
zèle exemplaire que déploya l'autorité. Villa-Carlos et
Mahon même tremblèrent, dit-elle, d'être envahis. Je
répondrai que, s'ils ne l'ont pas été, il faut l'attribuer
à d'autres causes qu'aux précautions que l'on prit,
ainsi que le prouve clairement le fait suivant, rapporté
par M. le docteur Guardia (1).

« Il mourut à Mahon, dit ce médecin, un *garde à*
« *vue* de *Cala-Teulera*, qui fut alité trois jours à Villa-
« Carlos, village près de Mahon, et on l'apporta dans
« cette ville la nuit d'avant qu'il succombât. Il eut
« des communications avec beaucoup de monde, et
« mourut de l'épidémie (bien que la junte de santé le
« cachât, *disfrazó*). On mit seulement en quaran-
« taine la famille de la maison où il expira, et pas un
« individu ne contracta la maladie; de sorte que, si
« elle eût été contagieuse, personne dans l'île ne l'eût
« échappée (2). »

Il reste donc bien démontré, par tout ce que je viens
de dire, que la fièvre jaune ne se propagea point à
Mahon par l'approche des malades, mais bien au
moyen d'un air vicié par des causes locales. En vain
la commission médicale cherche-t-elle à éluder ce fait
important, en disant que *recevoir la maladie par le*

_____

(1) Dans un document authentique que j'ai sous les yeux.
(2) A fe que si hubiera sido contagiosa no se escapaba ninguno de la isla.

contact ou par l'air, cela ne fait rien à la question principale, et qu'ici la forme ne peut l'emporter sur le fond (1). Ce que j'ai dit précédemment répond d'une manière péremptoire à ce sophisme. Ainsi M. le Commissaire du Roi peut encore rayer les faits de Mahon de la liste de ses preuves de contagion. Voyons s'il aura été plus exact en citant ceux de Las-Aguilas.

C'est un village, port de mer, de sept à huit cents ames de population, situé à dix-sept lieues à l'ouest de Carthagène et à cinq de Lorca, dans le royaume de Murcie. On y éprouva en 1821 une épidémie de fièvre bilieuse qui, après plus d'un mois d'existence, revêtit la plupart des caractères de la fièvre jaune. Voici comment MM. les membres de la commission médicale expliquent l'origine de la maladie dans ce port :

« C'est la première fois qu'il ait connu la fièvre « jaune : comment l'a-t-il eue? Des navires sortis de « Malaga y ont relâché, par exemple, le brick sarde *le* « *Saint-Joseph*, capitaine Demora ; d'autres, chassés « de Barcelone et de la côte de Catalogne, y ont trouvé « un asile ; des communications ont eu lieu, et la fièvre « jaune s'est allumée. *Elle y a été long-temps sans* « *qu'on s'en doutât* ; on ne le sut à Carthagène que par « la voie de Marseille : ensuite vint, le 8 octobre, la « déclaration de don José-Léon Lopez » (2).

Suivant ce médecin, que je vis à Carthagène, la maladie se manifesta à Las-Aguilas vers le commencement de septembre. Elle ne fut regardée pendant plus

---

(1) *Histoire médicale, etc.*, page 124.
(2) Même ouvrage, p. 121.

d'un mois que comme une fièvre bilieuse de la saison, tant par le médecin de l'endroit que par le docteur Lucas, médecin de Cuevas, village situé à cinq lieues de Las-Aguilas; on ne prit donc pendant tout ce temps aucune mesure pour empêcher la propagation de la maladie dans les villes et bourgs environnants; et malgré ce manque absolu de toute précaution, elle ne se répandit point, bien qu'il vînt des émigrants avec leur bagage jusqu'à Carthagène.

D'après le rapport de M. le docteur Lopez, l'épidémie de Las-Aguilas se prolongea jusqu'au commencement de janvier 1822, bien que le cordon sanitaire fût levé près d'un mois avant cette époque. Nonobstant cela, on ne vit point la maladie se répandre dans les lieux circonvoisins. Quelque longue que fût d'ailleurs la durée de cette petite épidémie, il n'y eut en tout que de soixante-dix à soixante-quinze malades, dont le tiers mourut.

Suivant M. le docteur Lopez, on fit toutes les recherches possibles pour découvrir l'origine de la maladie à Las-Aguilas; mais ce fut en vain : on ne put rien apprendre sur ce sujet. On prétendit qu'un homme y était venu malade de Malaga; mais il n'y a rien de certain, ni sur le fait lui-même, ni sur le caractère de la maladie de cet homme : d'ailleurs, son arrivée à Las-Aguilas aurait eu lieu bien long-temps avant que l'existence de la fièvre jaune dans ce bourg ne fût constatée. Voilà ce que M. le docteur Lopez, qui fut sur les lieux, m'a dit en présence du docteur Zamora, médecin distingué de Carthagène, le 26 mai 1824. Le docteur don Ramon Romero, avantageusement connu par l'ouvrage qu'il a publié sur la fièvre jaune qui régna à

Jumilla en 1811 et 1812, m'a également assuré que la junte supérieure de santé de la province dont il était membre à cette époque ne put rien apprendre sur l'origine de la fièvre jaune à Las-Aguilas en 1821. Qui devons-nous croire maintenant de ces autorités ou de la commission médicale? Notez bien que les docteurs Lopez et Romero sont l'un et l'autre contagionistes, et que, s'il eût existé la moindre preuve d'importation de la maladie, ils n'auraient pas manqué de me la faire connaître.

Ce n'est d'ailleurs point la première fois, comme le dit la commission, que ce village a connu la fièvre jaune; elle y avait déja régné en 1811. Ainsi M. le Directeur-général a encore erré dans ce cas-ci. A-t-il mieux rencontré à Malaga? c'est ce qu'on va voir.

« Dans le cours du mois de juin 1821, dit la com-
« mission médicale, et spécialement du 7 au 22, en-
« trèrent dans le port de Malaga douze bâtiments ve-
« nant de la Havane, et tous appartenant au convoi
« parti le 28 avril. Ces bâtiments avaient beaucoup de
« gens d'équipage et beaucoup de passagers. Quelques.
« uns d'entre eux avaient eu des morts pendant la tra-
« versée, particulièrement le *Saint-Antoine* et *le Li-*
« *béral;* et il était probable qu'ils avaient conservé les
« effets de ces morts, ainsi que ceux des matelots
« morts à la Havane avant le départ. On croit même
« savoir qu'à son arrivée, la frégate *la Liberté avait*
« *des malades; qu'elle les fit débarquer* avec ses
« marchandises, et qu'elle prit d'autres hommes avec un
« autre chargement. D'autres bâtiments arrivèrent sans
« doute à la fin de juin et de juillet, soit que leur des-
« tination fût pour Malaga, soit qu'à l'exemple de quel-

« ques-uns des premiers ils ne fissent que relâcher dans
« ce port pour aller dans un autre. *Tous apportaient*
« *patente suspecte ;* cependant on les admettait après
« une courte quarantaine : il y eut même des bâti-
« ments qui furent admis sans quarantaine, la polacre
« *Carmen* et la bombarde *N. S. de los Angeles.* Le
« plus étrange, *c'est qu'on renouvelait cette patente*
« à Malaga, et qu'on ne faisait point de difficulté de
« la leur donner NETTE (1). »

Tels sont les faits sur lesquels la commission médicale se fonde pour assigner une origine étrangère à la
fièvre jaune qui affligea la ville de Malaga en 1821.
Voyons s'ils sont exacts.

Elle dit que les bâtiments arrivés à Malaga aux époques précitées *apportaient tous patente suspecte.* Eh
bien, la vérité est qu'ils apportaient *tous,* sans une
seule exception, *patente nette.* La même commission
ajoute qu'on *renouvelait* cette patente à Malaga, et
qu'on ne faisait point de difficulté de la leur donner
nette. La vérité est encore qu'aucun de ces bâtiments
n'eut sa patente changée à Malaga; que *tous* ceux
qui arrivèrent à Barcelone, après avoir relâché dans
ce port, apportèrent leur *patente originelle de la
Havane.*

Lorsque je lus pour la première fois l'*Histoire médicale de la Fièvre jaune,* la prétendue admission des
bâtiments avec *patente suspecte* dans le port de Malaga d'une part, et d'autre part le changement *de cette
même patente* pour une patente *nette,* me parurent

_____

(1) *Histoire médicale, etc.,* p. 112.

des choses si extraordinaires, si en dehors de toutes
les règles, que je me promis de ne rien négliger pour
vérifier ces faits quand je serais sur les lieux.

A mon arrivée à Malaga, je pris des informations à
ce sujet ; et toutes les personnes auxquelles je m'a-
dressai me dirent positivement que les faits allégués
par MM. les membres de la commission des médecins
français étaient entièrement erronés, ainsi que je pourrais m'en convaincre en consultant les minutes de la
junte municipale de santé de Malaga. Je crus que le
témoignage de cette junte ne ferait point autorité auprès de ceux qui n'avaient pas craint de porter contre
elle une aussi grave accusation, et qu'il valait par conséquent beaucoup mieux m'adresser à la junte municipale de santé de Barcelone, qui est en possession des
prétendues patentes échangées. J'écrivis donc à cet
effet, le 10 de juillet 1824, à cette dernière junte, qui
le 15 du même mois me répondit ce qui suit :

« Les vingt-un bâtiments provenant du convoi parti
« de la Havane en 1821, qui arrivèrent dans ce port
« la même année, apportèrent leurs patentes *expé-*
« *diées de cette ville*, avec l'expression *qu'elle se*
« *trouvait, ainsi que les populations circonvoisines,*
« *libre de toute peste et épidémie contagieuse;* et à
« l'exception de deux de ces bâtiments, les autres
« avaient leurs patentes touchées dans quelque port
« de la péninsule, sans qu'aucune d'elles eût la note de
« brute ou de suspecte (1). »

_____

(1) Los 21 buques que procedente del comboy salido de la
Havana en 1821 aportaron á este puerto en el mismo año, tra-
geron sus patentes espedidas en aquella ciudad con la esprecion

Voilà qui est clair ; voilà qui est positif, et qui fait voir à quel point les faits les plus importants sont défigurés dans l'ouvrage de la commission. Avec de pareilles suppositions, il n'est certes pas difficile de donner à l'erreur une apparence de vérité, et de faire croire au lecteur confiant que la fièvre jaune a été importée dans tous les lieux de la terre où elle s'est montrée. Voyons maintenant si, avec de semblables moyens, MM. les Commissaires sont au moins parvenus à donner un air de vraisemblance à la prétendue introduction de la fièvre jaune dans la ville de Malaga, en 1821, par les bâtiments précités.

Ces bâtiments furent admis, dit-on, à libre pratique, dans le commencement de juin, après une courte quarantaine, et même sans quarantaine. Non-seulement on introduisit dans la ville des denrées qui en provenaient, mais encore des effets réputés infectés, et même des malades : et notez bien que le navire *la Liberté*, qu'on nous dit avoir mis ces derniers à terre, arriva devant Malaga le 8 juin, et communiqua avec la ville le même jour.

Malgré cela, la commission médicale nous dit elle-même, deux pages plus loin, que « le premier malade « signalé dans cette cité fut le fils d'un nommé Joseph « Rodriguez, calfat, qui demeurait dans l'Alcazaba. Ce « calfat, ajoute-t-elle, fut employé dans les premiers

---

de que ella y sus pueblos convecinos se hallaban libres de toda peste y epidemia contagiosa ; y que excepto dos de los citados buques los demas tenian sus patentes tocadas en algun puerto de la peninsula sin que ninguna de ellas tubiese la nota de sucia ó contagiosa. (*Cette pièce est légalisée en toutes formes.*)

« jours de septembre sur un des bâtiments du port; il
« en rapporta des effets qu'il déposa chez lui. Le 6 ou
. « 7 de septembre, son fils, âgé de dix ans, tomba
« malade; il mourut le 9, en rendant le sang par le
« nez et la bouche » (1).

Ainsi, malgré les marchandises, les hardes et les
malades introduits avant le 22 juin par les douze bâtiments précités, la commission a besoin d'une nouvelle importation d'effets par le calfat Rodriguez pour
motiver la maladie de son fils, qui fut, nous dit-elle,
le *premier* cas de fièvre jaune signalé dans Malaga en
1821. Elle ne s'est donc pas aperçue, dans son excès
de zèle pour la contagion, qu'elle nous donnait elle-
même un des plus forts arguments contre cette doctrine? Si tant de causes capables de produire la fièvre
jaune ont pénétré dans cette ville dès le commencement de juin, pourquoi cette maladie a-t-elle donc attendu le 6 ou le 7 de septembre pour s'y manifester?
Ou si elle s'est montrée dans Malaga avant cette époque, pourquoi n'a-t-elle pas été reconnue sur-le-champ
par tant de médecins qui l'avaient vue et traitée dans
les épidémies antérieures? Enfin, qu'est devenu le prétendu miasme ou principe contagieux pendant les trois
mois qui se sont écoulés depuis l'arrivée des bâtiments
qu'on accuse de l'avoir apporté, jusqu'à l'apparition de
la maladie dont on le suppose avoir été la cause?

N'y a-t-il pas lieu de s'étonner, d'après ce que nous
venons de voir, d'entendre MM. les membres de la
commission médicale nous dire que les erreurs de dates
qui ont pu se glisser dans leur ouvrage *n'altèrent en*

(1) *Histoire médicale, etc.,* 116.

7

rien la substance des faits, ni la solidité des consé-
quences qu'il est permis d'en tirer (1)?

Enfin, M. de Boisbertrand peut voir, par ce qui précède, que les preuves de la prétendue importation de
la fièvre jaune à Malaga, en 1821, ne sont point aussi
évidentes qu'on voudrait nous le faire croire.

Cet honorable Député demande ensuite si le foyer
d'infection auquel ses adversaires attribuent l'origine
de la fièvre jaune a, du moins, la propriété de ne se
transporter ainsi que le long du littoral de la mer. «On
« l'a dit, ajoute-t-il ; mais la petite ville d'Asco est située
« à plus de quinze lieues de la mer, et Fraga en est à
« une distance presque double : quelle est donc la li-
« mite de ce littoral, et qui pourra la fixer? »

On a dit, il est vrai, que la fièvre jaune ne s'éloi-
gnait que fort peu du littoral de la mer : mais ce sont
encore les contagionistes qui ont avancé cette erreur
comme tant d'autres ; ce sont eux qui ont soutenu que
cette maladie ne saurait exister hors d'une atmosphère
pélagienne, et qu'aux États-Unis d'Amérique, ainsi
que dans le midi de l'Europe, elle ne s'était jamais
montrée dans l'intérieur du pays au-delà de l'étendue
des marées (2) : comme si les marées se faisaient sentir
à Cordoue, à Espejo, à Montilla, à Asco, à Nonaspé
et à Mequinenza !

Il serait en effet assez difficile de fixer les limites de

(1) *Histoire médicale, etc.*, p. 29.
(2) The yellow Fever in the united states and in the south of
Europe, has NEVER shown itself in the interior of the country,
ont of the reach of the tide waters.
Hosack's Discourse on the medical police, p. 17.

la fièvre en Espagne, puisque des médecins dignes de foi, qui ont observé cette maladie dans les villes de Grenade et de Murcie, m'ont assuré en avoir vu des cas sporadiques parfaitement semblables à Manzanarès, dans la Manche, et même à Madrid.

M. de Boisbertrand dit qu'il a lu tous ceux de mes documents qui sont écrits en langue française, et que, loin qu'ils aient pu changer son opinion, ils n'ont servi qu'à la changer en conviction absolue. « On ne « saurait en effet, ajoute-t-il, se faire une idée exacte « de la faiblesse des arguments qu'ils renferment, de « l'impuissance des faits qui leur servent de base, de « la fausseté des conséquences, et des offenses faites « à la logique dans ces tristes productions de l'esprit « de système (1). »

Le portrait n'est pas flatteur, il faut en convenir; mais j'ai la satisfaction de pouvoir déclarer avec la plus entière confiance qu'il est tout aussi VRAI que la transmission de la fièvre jaune à vingt-cinq employés dans le lazaret de Marseille, en 1821. Soixante-quinze médecins répandus sur 23 deg. de latitude, accusés en masse de manquer d'instruction et de logique (2) !!!

---

(1) *Nota.* Le lecteur a vu dans notre préface le jugement qu'une commission, composée de dix-huit membres de l'Académie royale de médecine, a porté, à l'unanimité, sur ces mêmes documents : qu'il le compare à celui de M. le Commissaire du Roi, et qu'il juge à son tour.

(2) J'ai eu l'honneur de communiquer à M. de Boisbertrand soixante-quinze documents écrits en langue française, qui m'ont été fournis par autant de médecins qui habitent depuis la Martinique jusqu'à Philadelphie inclusivement.

*Nota.*Dans la séance générale de l'Académie royale de médecine

Et quels sont ces médecins ? Ce sont les médecins et
chirurgiens en chef de nos hôpitaux militaires de la
Martinique et de la Guadeloupe ; ce sont plusieurs

---

du 6 juin 1826, lorsqu'il a été question de nommer, d'après
l'invitation de son Excellence le Ministre de l'Intérieur, une
commission spéciale pour examiner les nombreux documents
authentiques dont je suis possesseur, M. le docteur François
s'est rendu l'auxiliaire de M. le Directeur-général contre les
médecins américains, et, comme il arrive presque toujours en
pareil cas, il a été encore beaucoup plus loin que lui; car, sans
autre forme de procès, il les a tous taxés, en pleine académie,
d'ignorance et de mauvaise foi, et cela dans la vue d'invalider
les documents que près de cinq cents d'entre eux m'ont donnés
en faveur de la non contagion de la fièvre jaune.

Une pareille accusation, comme on le pense bien, ne fait
aucun tort aux honorables praticiens de l'autre hémisphère;
tandis qu'elle fait voir à quel point l'esprit de système peut éga-
rer, même dans une discussion où l'on ne devrait avoir d'autre
but que la recherche de la vérité. La conduite de M. le docteur
François, je dois le dire, a vivement affligé l'Académie, qui,
par l'organe de son président, l'a sur-le-champ rappelé à
l'ordre.

Les amis de ce médecin cherchent aujourd'hui à l'excuser, en
disant qu'il est d'un caractère trop doux et trop bénévole pour
avoir fait de son propre mouvement une pareille sortie contre
les médecins américains, qui exercèrent envers lui une hospitalité si noble et si généreuse lorsque les événements de la guerre
le jetèrent parmi eux dans un entier dénûment. Quant à moi,
qui n'ai pas l'honneur de connaître personnellement M. le docteur François, je me borne à rapporter le fait sans en rechercher la cause.

Le 5 juin 1827, dans une séance générale de la même Académie, M. Pariset a marché sur les traces de son collègue, M. le
docteur François. Il a signalé, en répondant au rapport de
M. Coutanceau sur mes documents, les médecins et les autorités
de la péninsule comme des hommes qui donnent sans difficulté

praticiens civils, aussi recommandables par leurs lumières que par leur profonde expérience, qui pour la plupart ont été employés en chef dans nos hôpitaux

---

des certificats de complaisance, ou, pour mieux dire, qui les vendent. Il assure que le docteur Piguillem, de Barcelone, entre autres, était bien convaincu que la fièvre jaune est une maladie contagieuse, mais qu'il n'a jamais voulu l'avouer. Il *avait*, a-t-il dit, *la vérité dans le cœur, mais elle n'a jamais pu arriver jusqu'à ses lèvres* : expressions d'une inconvenance telle, qu'à l'instant même une rumeur soudaine s'est fait entendre dans tous les points de la salle. Qu'ont dû penser de l'urbanité française les savants étrangers qui se trouvaient présents à la séance en entendant de pareilles accusations? M. Pariset a-t-il donc oublié « qu'imputer à ses adversaires du mensonge ou de la « crédulité, ce n'est pas leur répondre? » (voyez ci-dessus, page 56.) Sa passion l'aurait-elle donc aveuglé au point de l'empêcher de s'apercevoir qu'il outre-passait toutes les convenances en accusant ainsi de mauvaise foi un des médecins les plus honorables de l'Espagne? En imprimant son discours, M. Pariset en fera sans doute disparaître ces étranges passages; mais ils ont été entendus par plus de trois cents personnes, et rien ne saurait maintenant en détruire l'effet.

En parlant de la fièvre jaune de Barcelone, M. Pariset a fait bien des omissions et commis bien des erreurs; erreurs tellement graves, que bien des personnes leur donneraient peut-être un autre nom que les convenances m'empêchent d'écrire.

C'est ainsi, par exemple, qu'il a écrit et publié en 1823 (*Hist. méd.* page 49), que lui et son collègue, M. le docteur Bally, reçurent tous les deux la fièvre jaune dans le village de San-Gervasio, le 24 octobre 1821, d'un malade qu'ils déclarèrent eux-mêmes par écrit, le 5 novembre suivant, c'est-à-dire onze ou douze jours après ce *funeste* événement, n'être point mort de la fièvre jaune!!! Le fait de cette déclaration est constaté par trois documents authentiques qui l'établissent jusqu'à la démonstration. L'un de ces documents est de la municipalité de San-Gervasio; l'autre de M. Antonio Comas, qui

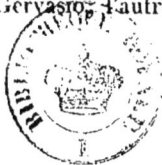

coloniaux, et parmi lesquels se trouve le docteur Tra-
buc, ancien chirurgien en chef de l'armée expéditionnaire de St-Domingue; ce sont enfin des médecins
respectables et éclairés, dont plusieurs sont membres

était alcade de ce village en 1821; et le troisième est de
MM. Charles Audifredi et Joseph Giacomotti, amis, commensaux
et camarades du malade, qui reçurent eux-mêmes, au consulat
de France, la déclaration dont il s'agit des mains de MM. les
membres de la commission médicale, et la remirent à la junte
de santé de San Gervasio.

D'après cette déclaration signée de MM. les médecins français
envoyés à Barcelone, on fit retirer immédiatement les deux
factionnaires qu'on venait de placer à la porte du mort; *Se
sacaron dichas guardias de resultas de uno escrito firmado de
los mismos medicos franceses*, et il fut permis d'enterrer libre-
ment et sans précaution aucune le cadavre de M. Schierano,
qui est le malade que MM. les Commissaires accusent de leur
avoir communiqué la fièvre jaune. Ainsi, suivant la municipalité de San-Gervasio, « il fut enterré dans le cimetière de cette
« paroisse avec beaucoup de pompe et un grand concours de
« monde, sans que la maladie se soit communiquée à qui que ce
« fût; » *El señor Schierano fué enterrado en el cimenterio
de esta parroquia con mucha pompa y grande concurso de
gentes sin haberse comunicado la enfermedad á nadie.* L'alcade don Antonio Comas dit également, dans son certificat,
en parlant des funérailles de M. Schierano, que la maladie ne
se communiqua à aucun des assistants, ni à aucun de ses amis
qui l'avaient soigné durant tout le cours de sa maladie; *Sin
que haya resultado la propagacion á ninguno de los asistentes; ni tampoco á los amigos, que lo havian asistido en todo
el discurso de su enfermedad.*

Hommes de bonne foi et sans prévention, quelle que soit
votre patrie, quelles que soient vos opinions, vous venez de
lire, jugez maintenant du degré de confiance que mérite la
commission des médecins français qui furent envoyés à Barcelone en 1821!!!

de l'Académie royale de médecine de Paris, et qui ont
vieilli pour la plupart au milieu des épidémies les plus
meurtrières de fièvre jaune.

Pour ce qui regarde l'esprit de système que M. le
Commissaire du roi reproche aux médecins américains,
dont il a lu les documents (avec bien de la prévention
sans doute), je puis assurer qu'il leur est tout-à-fait
étranger, puisqu'ils se bornent, comme il a pu le voir,
à exposer le résultat de leur expérience personnelle,
et rien de plus; mais en est-il de même de MM. les
Conseillers du gouvernement français, en matière de
fièvre jaune ? Je ne le pense pas; et comme je ne
prétends point que mes assertions doivent tenir lieu
de preuves, je vais citer des faits.

M. le docteur François fut employé, en 1803, dans
les hôpitaux militaires de St-Domingue, lorsque, d'a-
près ses propres expressions, *la fièvre jaune y moissonnait des armées entières*(1). Il eut par conséquent
occasion d'observer cette maladie dans toute son intensité et sur des milliers d'individus. De retour en
France en 1804, il publia une Dissertation (2), où,
après avoir prouvé par des faits nombreux et positifs
que la fièvre jaune n'est point contagieuse, il termine
par les corollaires suivants.

« 1° La fièvre jaune est endémique aux Antilles;
« elle devient épidémique dans certaines circonstances.

---

(1) *Première partie du rapport de la Commission médicale, etc.*, p. 3.

(2) *Dissertation sur la fièvre jaune observée à Saint-Domingue pendant les années* 11 *et* 12; soutenue à l'École de médecine de Paris, le 11 thermidor an 12 (1804), par André François. — N° 271.

« 2° Elle n'est point contagieuse par contact, soit
« médiat, soit immédiat.

« 3° Elle diffère essentiellement de la peste, et ne
« peut se transporter d'un pays à un autre. »

Dans une lettre publiée dans la Gazette de Santé,
du 21 février 1818, M. le docteur François soutint
de nouveau la non contagion de la fièvre jaune avec
non moins de force que dans sa Dissertation. « Nous
« avons vu vendre, dit-il, publiquement les hardes
« qui avaient servi aux personnes mortes de l'épidé-
« mie, sans que ceux qui les avaient achetées, et qui
« s'en sont servis, aient contracté la fièvre jaune plutôt
« que d'autres. M. Bally et moi, voulant rassurer ceux
« que l'idée de la contagion effrayait, avons souvent,
« dans les hôpitaux, aidé à transporter les malades
« d'un lit à un autre et à les changer de linge; nous
« avons aussi ouvert un grand nombre de cadavres,
« sans que ni nous ni ceux qui nous aidaient, aient
« été pris de la maladie régnante.

« Il est très-souvent arrivé que l'affluence des ma-
« lades dans les hôpitaux a forcé de placer un *entrant*
« dans le lit encore chaud, où un autre venait d'expi-
« rer de la fièvre jaune, sans que le nouveau malade
« l'ait contractée.

« Pendant un séjour de quatre mois aux États-Unis,
« j'ai souvent parlé de la fièvre jaune avec plusieurs
« médecins ÉCLAIRÉS (1) de ce pays. Ils ne croyaient point

_____

(1) En 1818, lorsque M. le docteur François était un des
plus ardents non contagionistes, et qu'il voulait appuyer son
opinion de l'autorité des médecins américains, ils les recon-
naissait pour des hommes ÉCLAIRÉS, et, en cela, il avait raison;

« qu'elle fût contagieuse. Les habitants des États-Unis
« sont si bien convaincus de cette idée, et que cette
« maladie ne dépend que de la qualité de l'air dans
« les lieux où elle se déclare, que, dès qu'elle se
« montre dans une ville, tous ceux qui peuvent quit-
« ter vont habiter les campagnes voisines ; mais ils ne
« craignent pas de revenir journellement à la ville pour
« leurs affaires, communiquer avec ceux qui y sont
« restés, et emporter les choses qui leur sont néces-
« saires sans qu'il en résulte la contagion. »

Telle était l'opinion de M. le docteur François en
1804 et en 1818 : ce qui ne l'a cependant point empêché de signer, quatre ans après, un rapport officiel,
où il est dit qu'en se rendant en Espagne en 1821,
« MM. Bally et François, qui avaient traité la fièvre
« jaune dans une grande partie des Antilles, et lors-
« qu'elle moissonnait des armées entières, avaient de
« fortes raisons de la croire contagieuse » (1). Ainsi
quelques années ont suffi pour effacer complètement de
sa mémoire des impressions que près de vingt ans n'a-
vaient pu détruire.

Mais, si M. le docteur François est effectivement re-
venu d'Amérique en 1804 avec de fortes raisons de
croire la fièvre jaune contagieuse, pourquoi a-t-il soutenu
une thèse devant la Faculté de médecine de Paris, précisément cette même année, pour prouver la non contagion de cette maladie ? Pourquoi a-t-il proclamé de

---

mais depuis qu'il a jugé convenable de se faire contagioniste,
ils ne sont plus pour lui que des ignorants !!!

(1) *Première partie du rapport de la commission médicale,
envoyée à Barcelone*, etc., p. 3.

nouveau son opinion en faveur de cette doctrine en
1818, « pour engager ses anciens collègues de l'armée
« de Saint-Domingue à émettre la leur, afin de former,
« disait-il, une masse de témoignages propres à ras-
« surer le public sur la propriété contagieuse qu'on at-
« tribue à cette maladie déja si effrayante? »

Si, comme je le pense, M. le docteur François n'a
fait au contraire, à ces diverses époques, qu'exprimer
la ferme conviction que les faits dont il a été témoin
ont portée dans son esprit, pourquoi a-t-il dit, en 1822,
au Ministre qui l'honorait de sa confiance, qu'il avait
de fortes raisons de croire la fièvre jaune d'Amérique
contagieuse ?

S'il voulait attribuer cette funeste propriété à la maladie de Barcelone, ne pouvait-il pas le faire sans se
mettre en contradiction si évidente avec lui-même? Il
n'avait qu'à dire que les faits qu'il avait observés en
Amérique l'avaient convaincu que la fièvre jaune n'est
point contagieuse dans cette partie du monde; mais
que ceux dont il a été témoin en Catalogne le portaient
à croire qu'il n'en est pas de même en Europe : un
pareil aveu, amené par la conviction, n'eût à coup
sûr rien eu que de très-honorable.

La manière d'agir de M. le docteur François, dans
une circonstance aussi grave, fournit matière à de pé-
nibles réflexions, qui n'échapperont pas sans doute au
lecteur. Quant à moi, je me contenterai de dire à ce
membre de la commission médicale envoyée à Barcelone, qu'un manque de mémoire semblable au sien est
une fâcheuse infirmité pour tout homme, mais surtout
pour un médecin, et pour un médecin chargé d'éclairer

son Gouvernement sur une question du plus haut intérêt pour l'humanité et le commerce.

Comme nous l'avons déja vu, M. le docteur Bally faisait aussi partie de l'armée expéditionnaire de Saint-Domingue, dont il fut pendant quelque temps médecin en chef; ce qui le mit à même d'être bien informé du caractère de la fatale maladie qui moissonna tant de braves sur ces rives lointaines. Voici comment il s'exprimait à ce sujet au mois de ventose an 11, après avoir été témoin des effrayants ravages de l'épidémie de l'an 10 :

« Pour juger du degré de contagion (*si toutefois*
« *on peut la soupçonner*), il faudrait examiner, dit
« ce médecin, la maladie dans tous ses temps, dans
« toutes les saisons, et dans les lieux particulièrement
« où se trouve réunie une grande quantité de malades,
« opposer ensuite les uns aux autres les cas qui la font
« soupçonner et ceux qui prouvent le contraire.

« J'ai vu plusieurs personnes succomber peu de jours
« après leur arrivée, avant d'avoir approché aucun ma-
« lade ; tel a été le sort de mon collègue *Demon*, qui
« a péri avec les symptômes les plus violents. D'autres
« ont été affectés après quatre jours de débarquement,
« sans que leurs fonctions les appelassent dans les hô-
« pitaux ou les missent en rapport avec des malades.
« Des médecins palpent impunément les malades les
« plus graves; des infirmiers dans les hôpitaux, séjour
« de la douleur et de la malpropreté, sont tous les jours
« exposés aux exhalaisons, et ils résistent.

« D'un autre côté, plusieurs officiers de santé se sont
« succédé au lit pour y remplacer ceux de leurs amis
« qu'ils venaient de soigner. La mortalité s'est plus par-

« ticulièrement répandue parmi eux. Il est rare aussi
« qu'il n'y ait eu qu'un seul malade dans une famille.

« On pourrait expliquer ces communications par l'é-
« tat de prédisposition qu'introduisent dans ces circon-
«-stances les peines morales et physiques (1).

« Il est évident et prouvé d'ailleurs que toutes les
« maladies épidémiques, et même celles qui ne le sont
« pas, deviennent contagieuses, là où il y a, comme
« dans les hôpitaux ou les prisons, une grande accu-
« mulation de personnes ; ce qui ne constitue pas pour
« cela une maladie contagieuse dans son essence.

« Mais les exhalaisons où l'air se renouvelle mal em-
« poisonnent l'atmosphère : c'est donc par la respira-
« tion ou par la déglutition, et non par le contact,
» qu'elles se communiquent.

« On voit par tout ce qui précède qu'il est difficile
« de décider si la maladie est ou n'est pas contagieuse.
« C'est à une longue expérience, aidée du microscope
« de la bonne observation, secourue par l'histoire des
« siècles et des autres épidémies, qu'il faudrait s'en

_____

(1) M. Bally indique un peu plus loin la véritable cause de
la mortalité qui régna parmi les officiers de santé de l'armée de
Saint-Domingue.

« Nous osons dire, ajoute-t-il, que, si les nouveaux arrivés
« voulaient parler moins souvent de morts et de mourants, se
« livrer à des idées qui puissent les distraire, et surtout se dé-
« pouiller des préjugés mortels dont on s'enveloppe en partant
« pour l'Amérique, nous osons le répéter, la mortalité serait
« moindre de moitié. » (p. 45.)

Eh bien, cela s'applique surtout aux officiers de santé, qui
non-seulement parlaient de morts et de mourants, mais qui en
avaient encore chaque jour l'horrible tableau sous les yeux.

« rapporter, après des rapprochements et des parallèles
« faits avec exactitude » (1).

Ainsi, après avoir été témoin de la plus terrible épidémie qui ait peut-être jamais existé, M. le docteur
Bally mettait même en doute *si l'on pouvait soupçonner* que cette maladie fût contagieuse, et il croyait
que ce n'était qu'*au moyen de l'histoire des siècles
et des autres épidémies* qu'on pourrait parvenir à décider cette grande question.

A son retour en France, en 1804, ce médecin assura M. le docteur Louis Valentin qu'*il ne croyait pas
du tout à la contagion de la fièvre jaune* (2); ce qui
prouve que ses réflexions sur ce qu'ils avaient vu à Saint-
Domingue n'avaient fait que l'affermir dans l'opinion
que cette maladie n'est point contagieuse.

En 1805, M. Bally se rendit dans le midi de l'Espagne, par ordre du Gouvernement, pour y observer
la fièvre jaune; mais cette maladie ne régna point dans
la péninsule cette année-là. Il fut donc obligé de s'en
tenir aux renseignements qu'on lui fournit sur les épidémies antérieures; et, se laissant entraîner par l'opinion dominante en Espagne, il n'apporta aucune critique dans ses recherches sur l'origine et la nature de
la maladie qu'il devait étudier. Il recueillit aveuglément une foule de faits inexacts et controuvés (3) qui

---

(1) *Journal des officiers de santé de Saint-Domingue*, pages
23 et 24.

(2) *Journal universel des sciences médicales*, tom. II, pag.
143.

Et *Journal général de médecine*, tom. LXI, p. 358.

(3) Je n'avance rien ici que je ne sois à même de prouver

lui furent communiqués dans la vue de prouver l'importation et la contagion de la fièvre jaune dans la péninsule; et c'est d'après de pareilles données que ce médecin a formé l'opinion qu'il professe aujourd'hui.

En 1814, M. le docteur Bally publia aux frais du Gouvernement son *Traité du Typhus d'Amérique*, ouvrage très-remarquable où il a rassemblé avec beaucoup d'érudition tous les faits qui lui ont paru favorables à l'opinion de la contagion, en s'abstenant soigneusement de citer ceux qui sont en faveur de l'opinion opposée. Il se borne à dire qu'*ils se détruisent avec une facilité prodigieuse, ou qu'ils servent même à la cause contraire.* « J'en aurais fait, dit-il, un tableau « pour le joindre ici ; mais déja la longueur de ce tra- « vail m'effraie » (p. 405). Ainsi, dans un volume de plus de six cents pages, ce médecin n'a pu trouver la plus petite place pour les preuves de la non conta- gion !

Après avoir rapporté en faveur de la contagion une longue série de faits presque tous erronés, et après avoir cité d'une manière peu exacte l'opinion de plu- sieurs médecins, M. le docteur Bally ajoute : « Nous « prierons actuellement nos lecteurs d'opposer cette « masse de faits et l'autorité de *quelques milliers* de « praticiens à la *simple dénégation* d'une *demi-dou-* « *zaine* d'écrivains *de bonne foi*, et d'autant d'autres « qui défendent la cause contraire, soit par esprit de

---

jusqu'à la dernière évidence, au moyen de nombreux docu- ments authentiques que j'ai recueillis sur les lieux, et qui trou- veront place dans mon ouvrage.

« parti, soit pour venger leur patrie d'une imputation
« nuisible » (1) (p. 470).

Ainsi, malgré sa vaste érudition, M. le docteur
Bally n'avait trouvé, en 1814, que douze écrivains qui
niassent la contagion de la fièvre jaune!!! Que M. de
Boisbertrand juge maintenant de quel côté se trouve
l'esprit de système; si c'est chez le médecin qui re-
cueille et produit de bonne foi les faits qui peuvent
paraître contraires à l'opinion qu'il a embrassée, ou
chez celui qui les supprime à dessein, sous prétexte
qu'ils grossiraient trop son livre.

Mais une chose qu'on aura de la peine à croire, c'est
qu'après avoir mis en doute *si l'on pouvait soupçonner* la contagion dans la fièvre jaune qui régna à Saint-
Domingue *en* 1802, et déclaré ensuite qu'il ne croyait
nullement à une pareille contagion, M. Bally ait publié, en 1814, « qu'à moins d'une obstination aveugle, on
« ne saurait nier que dans toute l'Espagne *et à Saint-
« Domingue, en* 1802, cette maladie ne se soit an-
« noncée avec tous les caractères de la contagion. Ceci,
« ajoute-t-il, est prouvé par une multiplicité infinie de
« faits tellement authentiques, que le sceptique le plus
« outré n'oserait les révoquer en doute » (2). Mais pré-
voyant qu'on pourrait lui opposer ce qu'il a écrit dans

---

(1) On voit, par ce que dit ici M. le docteur Bally, que la
tactique ordinaire de MM. les membres de la Commission médicale envoyée à Barcelone est d'accuser leurs adversaires de
mauvaise foi. Ils feraient, ce me semble, beaucoup mieux de
leur répondre; ce serait, du moins, plus conforme à l'urbanité,
à la justice et aux intérêts de la science.

(2) *Du Typhus d'Amérique*, p. 404.

le Journal des officiers de santé de Saint-Domingue,
du mois de ventose an 11, M. Bally ajoute, dans une
note, que « ses fonctions de médecin en chef, la crainte
« d'inspirer la terreur aux malades et le découragement
« parmi les officiers de santé, le rendirent très-circon-
« spect à cette époque. Je devais, dit-il, me taire sur
« la contagion ; et dans un travail que je publiai alors,
« je balançai les deux opinions sans me permettre de
« me prononcer hautement. »

Nous laissons au lecteur le soin d'apprécier une pareille excuse. Nous demanderons seulement à ce médecin si c'est la crainte d'effrayer M. le docteur Valentin
qui lui faisait dire, à son retour en France, qu'il ne
croyait point du tout à la contagion.

Aussi l'on voit dans quelles dispositions d'esprit se
trouvait M. le docteur Bally, en 1821, lorsqu'il alla observer la fièvre jaune à Barcelone ; l'histoire qu'il a
donnée de cette maladie apprend le reste.

M. Pariset quitte Paris le 3 novembre 1819 pour
aller observer la fièvre jaune dans l'Andalousie. Il arrive à Bayonne le 10 du même mois, et il apprend
que, « cette même année, un bâtiment, parti de Cadix
« avant que la fièvre jaune y eût été reconnue, était
« entré dans la rivière d'Adour sans avoir été examiné
« le moins du monde ; qu'il avait perdu deux hommes
« dans la traversée, et que des hommes atteints de
« cette fièvre étaient venus mourir à terre » (1).

Ce bâtiment et ces hommes n'avaient communiqué
la fièvre jaune à personne ; n'importe, M. Pariset n'en
choisit pas moins sur-le-champ un emplacement près

_____

(1) *Observations sur la fièvre jaune*, etc., p. 2.

de l'embouchure de l'Adour pour l'établissement d'un lazaret, qui « lui paraît d'autant plus nécessaire à « Bayonne, que le voisinage de l'Espagne expose, dit-« il, cette ville à plus de surprise. »

Ainsi voilà un médecin qui, sans avoir jamais observé la fièvre jaune ni s'être pénétré, comme on va le voir, des nombreux écrits qui en traitent, n'en proclame pas moins hautement qu'elle est une maladie contagieuse dont il faut nous préserver au moyen de lazarets. C'est certes bien là de l'esprit de système, s'il en fut jamais.

A son passage par Madrid, M. Pariset visita la bibliothèque de M. le docteur Luzuriaga, « où il puisa « tous les documents qu'il lui fut possible de réunir. « Ce fut surtout alors qu'il comprit, dit-il, combien « la seule question de la fièvre jaune renfermait de « questions secondaires sur l'influence des climats, des « saisons et des localités, etc., etc., etc..... Mille pen-« sées s'élevèrent dans son esprit sur la prodigieuse « diversité des émanations animales, sur le pouvoir « encore si peu connu des contagions et des ferments. « De là, passant aux conclusions administratives à « tirer de ces considérations médicales pour la con-« servation de la santé publique, il forma l'ébauche « d'un système de lazarets à la perfection duquel con-« courraient toutes les puissances de l'Europe..... (1). Il « passa, ajoute-t-il, des heures délicieuses dans la con-« templation de ce grand objet » (2). Il adressa à M. Decaze une esquisse de ce projet, accompagnée

---

(1) Ouvrage cité, p. 5.
(2) *Ibid.*, p. 6.

8

d'une longue liste des ouvrages qu'on a publiés sur la fièvre jaune. Il priait ce ministre de réunir le plus qu'il serait possible de ces ouvrages, et de les tenir prêts pour son retour à Paris.

Il serait difficile de porter plus loin l'enthousiasme. Quoi, avant même de s'être procuré les ouvrages qui traitent de la fièvre jaune, établir en fait ce qui est en question! De quel poids peut être l'autorité d'un médecin qui se laisse ainsi entraîner par la fougue de son imagination!

Le 2 décembre 1819, M. Pariset arriva à Cadix. On venait d'y chanter le *Te Deum* et célébrer, par cet acte religieux, la terminaison de la maladie; de sorte que, malgré toute la célérité qu'il avait mise dans son voyage, sa mission se réduisit à peu près, comme il le dit lui-même, « au stérile effet de la bonne vo- « lonté. » Il trouva néanmoins encore quelques cas de fièvre jaune à Cadix; mais la plupart étaient au qua- trième, cinquième ou sixième jour de la maladie. Il ne fit point d'ouverture de cadavre, et « il n'eût jamais « permis, dit-il, que M. Mazet (1), emporté par son « zèle, eût entrepris des recherches anatomiques d'une « nature aussi dangereuse. Nos amis eux-mêmes, ajoute- « t-il, ne l'eussent souffert ni pour lui, bien que fa- « miliarisé avec ce genre de travail, ni pour moi qui « n'en ai plus l'habitude, et qui me révolte outre me- « sure à l'odeur des cadavres, depuis que j'ai eu le « typhus des hôpitaux » (2).

---

(1) Ce jeune et infortuné médecin avait accompagné M. Pa- riset dans son premier voyage en Espagne.
(2) D'après l'aveu plein de candeur et de modestie que fait

Je suis bien loin de vouloir faire un reproche à
M. Pariset de n'être arrivé à Cadix qu'après la cessation de l'épidémie qu'il allait observer, de s'être abstenu d'ouvrir des cadavres par crainte de la contagion,
d'avoir perdu l'habitude des recherches anatomiques,
et enfin d'avoir l'odeur des cadavres en horreur; il
est des impressions contre lesquelles la meilleure volonté ne peut rien, et si je rappelle ces faits, c'est
seulement pour prouver que ce médecin s'est trouvé
dans l'impossibilité d'observer, et surtout dans une dis-
position d'esprit qui l'a mis absolument hors d'état de
bien juger, comme le prouvent évidemment ses observations sur la fièvre jaune de Cadix (1).

Arrivé à Barcelone en 1821 avec de telles préven-
tions, lorsque l'épidémie était à son *summum*, et portait de tous côtés la désolation et la mort, est-il étonnant que M. Pariset, vivement ému à la vue de tant
de désastres (2), se soit écrié : « Oui, la maladie qui
« dévaste Barcelone est la fièvre jaune d'Amérique;
« oui, elle a été importée; oui, mille fois oui, elle est
« contagieuse. Espérons que les faits que nous accu-
« mulons laisseront nus comme la main les partisans
« du système contraire. Oui, cette fièvre est cent fois

---

ici M. Pariset, comment son collègue, **M**. le docteur François,
a-t-il pu écrire de Barcelone, le 17 novembre 1821 : « *Pariset
dissèque d'un autre côté avec une attention minutieuse ?* »
Voyez le *Moniteur* du 30 du même mois.

(1) Ouvrage in-folio qu'il publia après son retour à Paris,
en 1820.

(2) Le passage suivant d'une lettre adressée par **M**. le docteur Pariset au docteur Arejula, et publiée dans le *Journal de
Barcelone*, du 14 novembre 1821, prouve à quel point l'ima-

« plus funeste au commerce que ne le serait le système
« le plus rigoureux de quarantaine (1), etc., etc., etc. »

Que M. de Boisbertrand juge maintenant quels sont
les hommes à système, des médecins américains qui
m'ont donné leur opinion après une expérience de dix,
quinze, vingt, trente, quarante, cinquante, et jusqu'à
soixante ans; ou des trois médecins français qui, par
leur noble dévouement, ont mérité les applaudisse-
ments de l'Europe entière, mais qui, travestissant les
faits de la manière la plus étrange, ont entraîné le
Gouvernement dans des dépenses d'autant plus déplo-
rables, qu'elles ont pour résultat d'entraver le commerce et de consacrer une erreur funeste à la société.

M. le Commissaire du Roi demande ensuite à ses
honorables collègues si c'est sur des documents aussi
indigestes (que ceux que j'ai eu l'honneur de lui communiquer), et d'après des autorités d'un pareil poids,
qu'ils pourraient changer un système sanitaire dont
tout démontre la nécessité.

Nous avons déja vu que loin de demander des chan-

---

gination de ce médecin se trouva frappée à son arrivée à Barcelone. — « Mon cher ami, lui dit-il, le mal est si redoutable,
« qu'il n'est pas possible de disséquer avec soin les cadavres et
« de rester dans les hôpitaux assez de temps pour étudier at-
« tentivement les symptômes de la maladie. Le médecin est
« obligé d'en saisir *à la hâte* les principaux caractères, qui se
« gravent dans sa mémoire d'une manière douloureuse et inef-
« façable. »

Voyez aussi la *Notice sur l'épidémie de Barcelone*, par M. le
docteur J. A. Rochoux, p. 7.

(1) La *Gazette de France*, du 14 novembre 1821, et le *Moniteur* du 15 du même mois.

gements dans notre système sanitaire, l'orateur auquel M. le Directeur-général répond, insiste au contraire fortement pour qu'on n'y en fasse aucun avant d'être mieux instruit du véritable caractère de la fièvre jaune.

Quant au reproche d'être indigeste, adressé aux documents dont il s'agit, il pourra paraître singulier. Depuis quand a-t-on vu qu'une réunion de pièces destinées à la confection d'un ouvrage fût une composition bien élaborée et bien digérée? Pense-t-on que lorsqu'un avocat célèbre, un profond jurisconsulte ont rassemblé sous leurs yeux toutes les pièces qui doivent servir à fixer leur opinion ainsi que celles des juges dans une cause très-embrouillée; pense-t-on, dis-je, qu'ils aient là quelque chose de bien digéré? M. de Boisbertrand a, ce me semble, trop oublié que des documents ne sont point un ouvrage, mais seulement les matériaux qui doivent servir à sa rédaction.

Cet honorable Député a néanmoins senti que ce n'est point par des allégations qu'on peut invalider plus de cinq cents documents authentiques : la rhétorique peut fournir des moyens de sortir de cette fausse position, et je dois convenir que M. de Boisbertrand s'en est servi avec adresse dans le moyen subsidiaire suivant :

« Quand il serait vrai, dit-il, quand il serait dé-
« montré, malgré l'impossible, que la fièvre jaune
« n'est pas contagieuse en Amérique, on ne pourrait
« pas logiquement conclure qu'elle ne l'est pas en
« Europe, avant d'avoir connu, analysé, apprécié,
« combiné entre elles toutes les causes qui peuvent
« déterminer la contagion, avant d'avoir démontré
« que, relativement à ces causes, tout est parfaitement

« identique dans les deux mondes. Or, assurément
« toute la science des docteurs de l'Amérique serait
« insuffisante pour établir cette identité. Ainsi, je le
« répète, rien ne serait prouvé pour l'Europe quand
« même la nouvelle doctrine serait justifiée pour
« l'Amérique, c'est-à-dire, quand même il serait dé-
« montré que non-seulement il n'y a pas un seul
« exemple de contagion dans ce pays, mais encore
« qu'il ne peut pas y en avoir. »

Nous savons qu'on ne doit point accorder une confiance aveugle aux preuves tirées de l'analogie ; mais
nous savons aussi qu'il faut se garder de les rejeter
entièrement, surtout quand elles sont toujours iden-
tiques, malgré la dissemblance des temps, des lieux
et des circonstances. Ainsi, en admettant qu'il n'existe
point une parfaite identité entre les causes morbifiques
des deux hémisphères, cela empêche-t-il que les maladies universellement reconnues pour contagieuses
le soient en Amérique comme en Europe ? La petite-
vérole, la syphilis et la gale ne se transmettent-elles
pas également par contagion dans toutes les parties
du monde ? Or, si ces maladies sont contagieuses dans
l'un et l'autre hémisphère, bien que l'identité dont
parle M. de Boisbertrand ne soit point démontrée,
pourquoi n'en serait-il pas de même de la fièvre
jaune ? Pourquoi cette affection formerait-elle une
exception à la règle générale ? Quant à moi, je suis,
au contraire, convaincu que s'il est une fois démontré
que la fièvre jaune n'est point contagieuse en Amérique,
ce sera déja une forte raison pour croire qu'elle ne
l'est pas non plus en Europe.

Mais je veux bien admettre comme vraie la suppo-

sition de M. le Directeur-général, que « rien ne serait
« prouvé pour l'Europe, quand même il serait dé-
« montré que non-seulement il n'y a pas eu un seul
« exemple de contagion en Amérique, mais encore
« qu'il ne peut pas y en avoir, » et le combattre sur
le terrain même où il s'est placé, c'est-à-dire sur l'ancien continent. On a pu voir, par ce qui précède,
que je ne crains point d'entrer dans une pareille
arène; il n'a donc qu'à produire de nouveaux faits.

« Que sera-ce donc, continue M. le Commissaire
« du Roi, s'il est vrai que cette doctrine aventureuse
« soit contredite par les faits, s'il est vrai que des
« exemples de contagion aient eu lieu même en Amé-
« rique? Or, ces exemples existent, ajoute-t-il; ils ont
« été produits par des médecins du pays que M. Cher-
« vin a consultés; et ce dernier, malgré l'opinion qu'il
« a adoptée, et qu'il veut faire prévaloir, les a mis
« sous mes yeux avec une bonne foi qui lui fait
« honneur. »

Très-certainement on a produit des faits en Amérique, dans la vue de prouver que la fièvre jaune est
une maladie contagieuse. Mais il n'y a rien là, ce me
semble, qui doive surprendre un homme aussi éclairé
que M. de Boisbertrand, qui sait, tout aussi bien que
nous, qu'il n'y a pas d'erreur dans le monde qui
n'ait été soutenue par des faits réels ou supposés, et,
de plus, appuyés de très-graves autorités. Qu'est-ce
que cela prouve pour l'homme sensé ? les travers de
l'esprit humain, et rien de plus.

La question n'est donc point de savoir si l'on a
allégué, ou non, des faits en faveur de la prétendue
contagion de la fièvre jaune; mais bien si ces faits

sont exacts, ou s'ils prouvent ce que l'on cherche à leur faire prouver.

Le collége des médecins de Londres a senti, comme nous, combien l'on doit se tenir en garde contre les faits invoqués dans la question dont il s'agit. Consulté, en 1815, par le conseil privé de S. M. B. au sujet d'un ouvrage dans lequel M. le docteur Pym soutient la contagion de la fièvre jaune, ce corps illustre consigna dans son rapport le passage suivant, que nous soumettons aux méditations de MM. les contagionistes : « L'histoire de la médecine présente, dit-il, de nom- « breux exemples de faits qui, après avoir obtenu « croyance à certaines époques, sont, par des investi- « gations et des recherches ultérieures, tombés en « discrédit, ou ont été démontrés faux » (1). Eh bien, je puis assurer que tel sera le sort de ceux que j'ai eu l'honneur de mettre moi-même sous les yeux de M. de Boisbertrand.

Quant à ma bonne foi, elle n'a été dans cette circonstance que ce qu'elle sera toujours. Rien assurément ne m'eût été plus facile que de ne recueillir, en Amérique, que des faits favorables à l'opinion que j'ai été forcé d'adopter d'après mes propres observations; et je n'aurais fait, en cela, que suivre l'exemple de plusieurs de mes prédécesseurs. J'aurais même, au

_____

(1) The history of physic presents numerous instances of recorded facts, which, after having obtained credit at certain periods of time, have, by subsequent investigation and enquiry, fallen into disrepute or have been disproved.

Report of the college of physicians to the privy council, nov. 15, 1815.

besoin, pu en créer quelques-uns ; et, sur ce point, je dois en convenir, je n'aurais pas encore eu le mérite de l'invention ; mais j'aurais dans ce cas empiété sur le domaine de l'imagination , et je ne veux être qu'his- torien.

« Jugez, d'après cela, ajoute l'orateur en s'adres- « sant à ses honorables collègues, de ce système que « l'on veut imposer à la France comme une découverte « précieuse pour l'humanité ; voyez le cas que vous « pourriez faire d'une administration qui, en adoptant « une pareille doctrine, livrerait si imprudemment « vos familles à toutes les fureurs d'une maladie dont « la description seule fait frémir. »

Quel rapport a tout cela avec la demande de M. Hyde de Neuville ? M. de Boisbertrand croit-il que l'administration serait bien coupable si avant de faire d'énormes dépenses, elle commençait par s'assurer si elles sont motivées ? Pense-t-il sérieusement qu'en adoptant une marche aussi sage et aussi conforme à la raison, l'administration pourrait compromettre la santé publique ? Quelle imprudence y aurait-il donc à ajourner pendant quelque temps la construction de lazarets dont nous nous sommes passés sans nul in- convénient pendant plus de deux siècles, et à des époques où le danger présumé était bien plus grand qu'il ne saurait l'être aujourd'hui ?

L'orateur dit ensuite avec regret que *quelques-uns* de nos médecins ont adopté ce qu'il appelle le déplo- rable système de la non-contagion, et qu'ils s'efforcent de la faire prévaloir avec une ardeur qui va jusqu'à la violence. Qu'il veuille bien interroger les nombreux praticiens de nos ports du Havre, de Nantes, de

Bordeaux, de Marseille et de Toulon, ainsi que de nos villes de l'intérieur, et il verra qu'une très-grande majorité de gens de l'art les plus éclairés est décidément en faveur de la non contagion, ou incline plus ou moins vers cette doctrine. Qu'il interroge aussi ceux de nos médecins et chirurgiens militaires qui, depuis quatre ans, habitent le midi de l'Espagne, où ils ont été à même de recueillir des renseignements positifs sur les épidémies qui, depuis vingt-sept ans, ont dévasté ce malheureux pays ; et, à très-peu d'exceptions près, il les trouvera tous non contagionistes.

J'ignore si des médecins français ont soutenu la non contagion de la fièvre jaune avec une ardeur qui va jusqu'à la violence. Quoi qu'il en soit, ce reproche ne saurait m'atteindre, puisque je n'ai jusqu'ici rien publié sur cette question, et que d'ailleurs on ne me verra jamais sortir des bornes de la modération.

« Mais, poursuit M. le Commissaire du Roi, les « savants qui se sont placés à la tête de la science « médicale sont loin d'avoir adopté cette doctrine dan- « gereuse. J'ai entre les mains un rapport fait à « l'Académie des Sciences par M. Dupuytren, tant en « son nom, qu'en celui de MM. Portal, Duméril et « Chaussier. Les conclusions de ce rapport sont telles « qu'on devait les attendre d'hommes éclairés et ju- « dicieux ; elles portent que les mesures sanitaires ne « sauraient être abrogées qu'autant qu'il serait mathé- « matiquement démontré que la maladie n'est pas con- « tagieuse ; et les savants médecins ajoutent que la « démonstration est loin d'avoir été donnée. »

Je pense, comme M. de Boisbertrand, que le savant rapporteur et ses trois honorables collègues sont des

hommes éclairés et judicieux. Comme il cite une de leurs conclusions, il voudra bien me permettre d'en citer une autre à mon tour : elle mérite d'autant plus ce nom, qu'elle se trouve au dernier feuillet du rapport, tandis que celle qu'il invoque se rencontre trente-deux pages avant. Elle est ainsi conçue : « Si « les recherches et les discussions auxquelles la fièvre « jaune a donné lieu n'ont pas encore révélé tout ce « qu'il importe de connaître sur cette maladie, elles « ont du moins conduit à indiquer ce qu'il y a d'obscur « dans son histoire, et à signaler les points vers les- « quels doivent se porter les recherches à faire; et « peut-être, graces à ces recherches et à ces discus- « sions, le moment n'est pas éloigné où le voile qui « couvre encore une partie de la vérité DOIT ÊTRE « DÉCHIRÉ. »

Eh bien, c'est au moment où l'Académie royale des Sciences s'exprime ainsi par l'organe de sa Commission; c'est au moment où j'arrive avec une immense collection de faits les plus authentiques, qui, je l'espère, combleront les vœux de cet illustre corps, en faisant déchirer le voile mystérieux qui couvre encore une partie de la vérité; c'est dans de pareilles circonstances, dis-je, que l'on vient demander du haut de la tribune nationale la formation d'établissements dispendieux pour nous préserver d'une contagion qui bientôt ne sera plus qu'une chimère, enfant de la prévention et de la terreur!

Aussi M. le Commissaire du Roi, qui semble le prévoir, a-t-il soin d'ajouter que, « quand bien même « on nous aurait donné, en ce qui concerne la fièvre « jaune, cette démonstration que l'Académie des Sciences

« demande, rien ne serait encore fait tant que la même
« démonstration ne nous serait pas produite pour la
« peste, dont il ne paraît pas, dit-il, qu'on ait encore
« *osé nier* la propriété contagieuse, et pour une ma-
« ladie plus terrible encore, le cholera - morbus de
« l'Inde. »

On voit que M. le Directeur-général n'a pas été
mieux informé relativement à la peste que pour ce qui
regarde la fièvre jaune ; car on a *osé nier* sa propriété
contagieuse, il y a même bien long-temps : pour lui
en donner des preuves qui ne lui paraissent pas suspectes, je les prendrai dans un écrit récent qu'il a dans
ses propres bureaux. C'est un rapport imprimé, fait
au Conseil supérieur de santé, le 20 mai 1825, par
M. le conseiller - d'état, baron Hély-d'Hoissel. Il est
dit dans ce document, page 6, d'après une lettre de
M. Seguier, consul-général de France dans les Iles
Britanniques, « que l'opinion du docteur Maclean, qui
« prétend *que la peste n'est pas contagieuse,* prévaut
« en Angleterre. » M. le rapporteur ajoute, à la
page 9 : « Nous savons qu'en Angleterre, en France et
« dans d'autres pays, *il est des hommes qui préten-*
« *dent que la peste n'est pas contagieuse.* » Nous
sommes donc persuadés que si les hautes fonctions lé-
gislatives et administratives de M. de Boisbertrand lui
eussent permis de lire le rapport dont nous venons de
parler, il y aurait vu qu'on a *osé nier* la contagion
de la peste.

Quoi qu'il en soit, qu'on n'infère pas de ce que je
viens de dire, que je nie aussi la propriété contagieuse
de cette maladie. Je déclare au contraire que je n'ai
pas d'opinion formée sur ce sujet, parce que j'ai pour

principe de ne porter de jugement que sur ce que je connais.

Mais parce que la peste est regardée comme contagieuse, ce n'est pas une raison pour que nous devions élever à grands frais des lazarets sur nos frontières d'Espagne et dans presque tous nos ports de l'Océan, comme on le fait aujourd'hui; puisque ceux de Marseille et de Toulon, destinés aux provenances du Levant, nous ont suffi pendant des siècles.

Si cependant, à raison de l'extension que peut prendre un jour notre commerce avec l'Égypte, on croyait devoir admettre directement les provenances de ce pays dans nos ports de l'Océan, deux lazarets, un à La Rochelle et l'autre au Havre, seraient suffisants.

Pour ce qui est du terrible cholera-morbus de l'Inde, dont M. le Commissaire du Roi cherche à nous effrayer, il ne peut sous aucun rapport motiver l'érection des établissements sanitaires projetés. D'abord, parce que les hommes compétents pour juger une pareille question prononcent presque à l'unanimité qu'il n'est point contagieux; et que dans la supposition qu'il le fût, comme il vient du Levant, ce serait sur nos frontières de l'Est, et non sur celles de l'Ouest, que les lazarets destinés à nous en préserver devraient être placés.

Pour preuve de la non contagion du cholera-morbus de l'Inde, je citerai une autorité qui est certainement d'un grand poids. C'est le Conseil de santé du Bengale, qui, dans un rapport officiel sur cette maladie, s'exprime ainsi : « Tous les officiers de santé dans « le Bengale *qui ont eu occasion de voir et d'obser-*

« *ver la maladie, sans une seule exception*, s'accor-
« dent à déclarer qu'elle n'est point contagieuse » (1).
Il me semble que cette autorité vaut bien celle de
M. Moreau de Jonnès (dont je ne conteste ni la *science*
ni le *zèle pour l'humanité*), qui non-seulement n'est
point médecin, mais qui n'a jamais vu le cholera-
morbus, dont il est, dit-on, chargé par le Gouvernement
d'observer la marche, ni même mis les pieds dans les
contrées où il règne.

Le rapport que je viens de citer dit en outre, que
dans aucun canton de l'Inde la nature conta-
gieuse du cholera-morbus n'a fait partie de la
croyance populaire (2).

Si des autorités nous passons aux faits pour établir
la non contagion du cholera-morbus, nous les trou-
verons par milliers dans le rapport dont nous parlons;
mais qu'il nous suffise de dire que « sur deux cent
« cinquante à trois cents officiers de santé, dont la
« plupart avaient vu beaucoup de malades, *trois* seu-
« lement furent attaqués et un *seul* succomba » (3).

---

(1) The whole body of the medical officers in Bengal *who*
have had an opportunity of seeing and remarking on the
disease, *without a dissenting voice*, concur in declaring that
it is not contagious.
Report of the Bengal medical board, p. 124.

(2) In no quarter of India did its contagious nature form
any part of the popular belief. — Rapport cité, p. 123.

(3) Of between 250 and 300 medical officers most of whom
saw the disease largely only *three* persons were attacked and
one death only occurred.
Bengal's report, p. 129, *in Maclean's evils of quarantines*
laws, p. 399.

Des faits de cette nature ne prouvent certes pas la contagion ; mais M. le Directeur-général répondra peut-être pour le cholera-morbus, comme il l'a fait pour la fièvre jaune, que, quand même il serait vrai qu'il n'est pas contagieux dans le Bengale, cela ne prouverait rien pour l'Europe, et qu'il n'en faudrait pas moins construire au plus vite des lazarets, pour nous garantir de ce nouveau fléau, vu qu'il est à nos portes et qu'*il semble n'avoir plus besoin que d'une occasion favorable pour venir dévaster l'Europe.*

On voit par le vif désir que M. de Boisbertrand manifeste de nous barricader contre le cholera-morbus, que le savant docteur Charles Maclean avait raison de dire que, « si l'Inde eût été sous l'administration fran-« çaise, au lieu d'être sous celle des Anglais, lors des « dernières épidémies (de 1817 à 1823), des lois sa-« nitaires eussent assurément été établies dans toute « l'étendue des vastes possessions de la Compagnie, et « que la confusion, le despotisme et la mortalité eus-« sent été décuplés » (1).

Bien que cette observation ait quelque chose de pénible pour un Français, nous ne pouvons malheureusement nous empêcher d'en reconnaître la justesse. Qu'on ne croie pas cependant que nous la rapportions

---

(1) Had India been under the jurisdiction of the French, instead of the English, at the period of the late pestilence, sanitary laws would assuredly have been extended throughout the extensive regions of the company's territories; and confusion, despotism and mortality would have been multiplied tenfold.

Maclean's evils of the quarantines laws, etc., p. 426.

128)

dans la vue d'accuser l'administration d'être la cause de l'état d'ignorance dans lequel on est encore en France sur des questions d'hygiène publique du plus haut intérêt : nous dirons au contraire qu'aucun Gouvernement n'a montré autant de sollicitude et fait autant de sacrifices que le Gouvernement français pour éclairer le grand problème de la contagion ou de la non contagion de la fièvre jaune. De 1800 à 1821 inclusivement, quatre commissions ont été envoyées, à grands frais (1), par lui dans le midi de l'Espagne, pour y observer cette terrible maladie ; mais, malgré les vastes connaissances et la grande réputation des médecins qui les composaient, elles n'ont servi, je le dis à regret, qu'à nous plonger de plus en plus dans les ténèbres qu'elles étaient chargées de dissiper : on a vu, à chaque nouvelle mission, de nouvelles entraves imposées au commerce et aux relations sociales ; de sorte que, si l'on juge de l'avenir par le passé, il y a lieu de croire que la première commission médicale qui se rendra dans la péninsule aura pour résultat l'établissement d'une seconde ligne de lazarets parmi nous. La seule épidémie de Barcelone, bien observée, aurait pourtant suffi pour prouver, jusqu'à la dernière évidence, la non contagion de la fièvre jaune ; mais ce n'est point en mettant des fictions à la place des faits qu'on arrive à la vérité, et que l'on éclaire les Gouvernements et les peuples. On a

---

(1) Suivant M. le docteur Bally, les deux premières de ces commissions coûtèrent seules 100,000 francs. Ce médecin, ayant fait partie de la seconde, a dû être bien informé. —Voyez son traité *Du Typhus d'Amérique*, p. 13, 1re note.

égaré le Gouvernement français en lui présentant comme vrais des faits entièrement erronés ; on lui a fait prendre une fausse route ; on l'a entraîné dans des dépenses énormes : mais le triomphe de l'erreur ne saurait être de longue durée. L'administration s'empressera, nous aimons à le croire, de revenir sur ses pas ; et la France, qui en sera quitte pour les millions employés inutilement depuis cinq ans à l'érection des lazarets, applaudira à ce retour.

Enfin, M. le Commissaire du Roi termine son discours en annonçant à ses honorables collègues qu'il ne leur a présenté qu'une très-faible partie des documents qu'il a recueillis sur la contagion de la fièvre jaune, mais qu'il espère que ceux qu'il leur a soumis seront suffisants pour montrer à la Chambre combien est aventureuse la doctrine que l'on s'efforce de faire prévaloir. Nous avons déja fait remarquer plusieurs fois qu'il n'y a rien d'aventureux dans la demande de M. Hyde de Neuville, auquel l'orateur répond.

Si nous jugeons maintenant de la valeur et de la force des documents que cet honorable Député s'est abstenu de communiquer à ses collègues par ceux qu'il a bien voulu leur présenter, nous resterons convaincus que ce sont des armes fort innocentes, qui ne blesseront jamais à mort la doctrine de la non contagion, toute *déplorable*, toute *bizarre* et tout *aventureuse* qu'elle puisse paraître à M. le Commissaire du Roi ; car il est à croire que, ne pouvant faire entrer dans son discours tous les documents qu'il a recueillis, dans la vue de prouver la contagion, il a choisi du moins ceux qui lui ont paru les plus concluants, et nous avons vu à quoi ils se réduisent.

9

Nous venons de passer rapidement en revue toutes les assertions contenues dans le discours de M. le Directeur-général, et je crois les avoir, sans une seule exception, complètement réfutées. J'aurais pu entrer à ce sujet dans des développements beaucoup plus étendus. J'aurais pu présenter le tableau des diverses épidémies de fièvre jaune qui, depuis plus d'un siècle, ont affligé à différentes époques la péninsule Ibérique, et prouver, par des faits aussi nombreux qu'incontestables, que cette maladie ne s'y est jamais montrée contagieuse ; mais un pareil travail aurait évidemment dépassé les limites dans lesquelles j'ai dû me renfermer. J'ai voulu seulement prouver à M. le Commissaire du Roi que tout est erroné dans son discours, et qu'une législation qui repose sur des faits aussi dénués de fondement que ceux qu'il invoque à l'appui des mesures sanitaires, doit être essentiellement vicieuse, et contraire par conséquent aux intérêts de l'humanité, des Gouvernements et du commerce.

N'est-ce pas, en effet, un spectacle bien digne de remarque que de voir la marche rétrograde que suit aujourd'hui l'administration française en matière sanitaire ? Tandis que nos voisins, mettant à profit l'expérience de chaque année, abrogent ou modifient de plus en plus leurs lois de police médicale relatives à la fièvre jaune, que fait notre gouvernement ? Il ordonne la construction de nouveaux lazarets destinés à nous préserver de cette prétendue maladie contagieuse, et *subsidiairement* du *cholera-morbus*. Vainement dix-huit membres de l'Académie royale de médecine, vainement dix-huit médecins de son choix déclarent à l'unanimité, et d'une manière solennelle, que les nombreux documents authentiques que j'ai recueillis dans les deux Mondes sont de nature à motiver l'ajournement des établissements sanitaires projetés d'après la loi du 3 mars 1822, l'administration n'en persévère pas moins dans le système qu'elle a adopté; elle n'en demande pas moins des allocations pour une dépense reconnue inutile, tant est grande sa croyance à l'infaillibilité de ses agents. Mais, je le répète, le règne de l'erreur ne saurait être de longue durée; la vérité triomphera, et elle triomphera avec d'autant plus d'éclat, qu'on lui oppose plus d'obstacles et plus de résistance. Les lazarets que l'on construit aujourd'hui si mal à propos ne resteront alors que pour accuser, aux yeux de la France ceux qui les ont si inconsidérément conseillés, en effrayant le Gouvernement, les Chambres et le public par le récit de faits entièrement erronés ; en s'écriant d'un ton prophétique que *la fièvre jaune s'est rendue maîtresse d'une partie de la malheureuse Espagne*, qu'ELLE N'EN SORTIRA PLUS, *que depuis vingt ans elle a envahi deux cents lieues vers le Nord*, et qu'ELLE MENACE D'EMBRASER LES PAYS VOISINS (1). Cinq années d'expérience ont déja donné un démenti formel à ces téméraires assertions. Espérons que l'avenir prouvera complètement et irrévocablement toute la fausseté des prophéties de M. le docteur Pariset.

Comme je le disais, il y a un an, à son Excellence le Ministre de l'Intérieur, la question de savoir si la

---

(1) *Rapport présenté à Son Exc. le Ministre de l'Intérieur, par la Commission médicale envoyée à Barcelone.*

fièvre jaune est ou n'est pas contagieuse, est sans contredit la plus importante de l'hygiène publique, soit qu'on la considère sous le point de vue politique, administratif, moral, médical et commercial. Sa solution formera, on ne saurait en douter, une époque mémorable dans les annales de la civilisation. Elle fera cesser, ou du moins modifier, ces lois anti-sociales et barbares qui, dans la vue de nous protéger contre un danger imaginaire, deviennent elles-mêmes la source d'une foule de maux réels, et précipitent dans le tombeau des milliers de victimes que le mal eût épargnés; ces lois qui, en élevant de toutes parts des barrières entre les populations et les individus, portent la terreur dans les esprits, brisent violemment les liens du sang et de l'amitié, et font d'un homme souffrant un objet d'horreur que l'on évite, que l'on fuit, et que l'on relègue enfin dans l'affreuse enceinte d'un lazaret, où l'attendent le plus ordinairement le désespoir et la mort.

La solution du grand problème qui m'occupe doit aussi présenter des avantages immenses au commerce, surtout au moment où les vastes régions que l'Espagne possédait naguère dans le Nouveau-Monde viennent d'être rendues à la liberté par les héroïques efforts de leurs valeureux habitants. Toutes les entraves qu'on lui impose aujourd'hui dans la vue de nous préserver de la fièvre jaune, doivent cesser dès le moment qu'il sera démontré que cette maladie n'est point contagieuse, et que par conséquent nous n'avons rien à craindre de son importation dans nos ports. Or, ce moment n'est pas éloigné. L'immense quantité de faits authentiques que j'ai recueillis pendant dix années de voyages produira, je n'en doute pas, cette démonstration, et affranchira le commerce des quarantaines ruineuses qui pèsent sur l'industrie et frappent ainsi en pure perte les Gouvernements et les peuples dans leurs principales sources de prospérité.

On a pu voir, par ce qui précède, quel est le plan que j'ai suivi dans mes recherches sur l'origine et la nature de la fièvre jaune. On a pu voir que je ne me suis point borné, comme certaines personnes s'efforcent de le dire, à recueillir seulement des faits de non contagion, ou des preuves négatives de la doctrine que je combats; mais que je me suis, au contraire, principalement attaché à démontrer que tous les faits positifs invoqués par nos adversaires comme des preuves de contagion sont erronés ou mal interprétés.

On a pu juger aussi, par la simple réfutation du discours de M. de Boisbertrand, du degré d'extension et de certitude que j'ai donné à mes investigations. En effet, si deux seules colonnes de la gazette officielle ont été pour moi une source si féconde en erreurs, que seront les énormes volumes publiés sur la contagion par nos médecins voyageurs pour le compte du Gouvernement? La réfutation de leurs nombreuses erreurs est sans doute une tâche pénible pour moi; mais elle est indispensable pour le triomphe de la vérité, et, d'après cette considération, je n'hésiterai point à la remplir. Quiconque veut élever un édifice solide, doit d'abord déblayer le terrain destiné à en recevoir les fondements. Ainsi, pour démontrer que la fièvre jaune n'est point contagieuse, il faut commencer par prouver que les faits sur lesquels s'appuient les partisans de la contagion sont erronés, inexacts ou mal interprétés. Cela fait, la vérité s'établit d'elle-même et sur des bases d'autant plus solides, que l'on n'a plus rien à lui opposer, si ce n'est des sophismes qui ne sauraient l'atteindre, ainsi que le prouve jusqu'à la démonstration l'examen franc et impartial que je viens de faire du discours de M. de Boisbertrand.

FIN.

TABLE DES MATIÈRES.

———

FIN DE LA TABLE.

www.ingramcontent.com/pod-product-compliance
Lightning Source LLC
Chambersburg PA
CBHW072354200326
41519CB00015B/3765